ゆるゆる「いい加減」の処方せん

自分を幸せにする

まぁ、いっか

精神科医
藤野智哉
Tomoya Fujino

はじめに

毎日が息苦しいと感じる方が増えているようです。
精神科医という仕事をしていると、「今までのように笑えなくなった」「心から楽しいと思えなくなった」「毎日を生きることがつらい」という相談をよく受けます。

生きづらさの理由はなんでしょうか？
あなたの心が弱いわけでも、社会が悪いわけでも、ありません。
いろいろなことが重なった結果、しんどくなってしまったのではないでしょうか。
つまり偶然の要素が強いんだと思うのです。

大切なのは、世の中も、他人も、そして自分の心だって、自分の思い通りにならないと知ることです。

必死に努力しても結果が出ないこともあれば、偶然が重なって思いもよらない幸運にあずかることもある。

だから、いい意味で肩の力を抜いて、期待し過ぎない、頑張り過ぎないことが大事なんです。

私の周りで楽しそうにしている人たちを見てみても、「いい加減」に生きている人がとても多いんですよね。

ちなみに、**「いい加減」とは、「ほどほど」「ちょうどいい」のようなものの捉え方を指しています。**

- 背伸びしない
- 完璧を目指さない
- 多くを欲しがらない
- 考え過ぎない
- つらかったら逃げる

不真面目な意味での「いい加減」とはまったく違います。
嫌なことがあったら目をそらしたり、迷わず逃げることも大事です。

ですから私は皆さんに、**いい加減**になってほしいと願っています。

この本は、「いい加減」の生き方をすすめる、実に「いい加減」な本です。でも、この世知辛い世の中、それくらいがちょうどいいと思うんです。

私は医師ですが、残念ながら誰かの病を一気に治したり、悩みを完全に取り去ることはできません。

だけど、「こっちの世界はもっと明るくて楽しいよ」と伝えることはできます。

本書のチャプター1、チャプター2ではまず、「いい加減」でゆるくポジティブに生きている人が実践しているストレスフリーのコツを20個挙げてみました。

彼らは「いい加減」なことに関してはきっちりと線引きして、ルールがきっちり決まっているんですよね。

もちろん、すべてを実践する必要はありませんが、いくつかを試してみれば、心がふっと軽くなることをお約束いたします。


チャプター3では、あなたを縛り付けている鎖を解き放つ、魔法の心がけについて書きました。

あなたが自由になれないのは、あなた自身が自分の心を縛り付けているからです。

もっと自由になったらいいのにと思い、この章を書きました。

この世の中は、「頑張れ！　頑張れ！」の大合唱。


みんなもう十分頑張っているし、頑張り過ぎなくていいのになと思うんですね。

みんなは無意識に十分頑張っている。そこに目を向けて、まずは自分を大切に、自分に優しくしてあげてほしいんです。

そしてこの本が、疲れているあなたにそっと寄り添えるような存在になれたらいいなと思います。

さあ、今すぐ肩の力を抜いて、**全力で脱力**してください。

いい加減の処方せん、ぜひお役立てください。

精神科医　藤野智哉

目次

CONTENTS

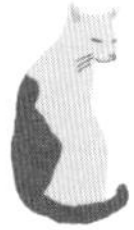

「いい加減」に生きる心がけ

CHAPTER 3 自分を愛す魔法の心がけ

COLUMN

「いい加減」に生きる心がけ

CHAPTER 1

JUST RIGHT

人生も恋愛も加点方式で生きる

・KEEP IN MIND・
1

あなたの1日はどんな始まり方をしますか？

前日の仕事の失敗が尾を引いて、目が覚めた時点からすでに憂鬱《ゆううつ》。そんな日があるかもしれません。

気持ちよく目覚めるのが何よりですが、そんな素敵な日ばかりではありませんよね。私はとにかく寝起きが悪いので、気分良く目が覚めることはほとんどありません。だけど仕事には行かなくてはいけない。

なんとかベッドから抜け出したものの、髪の毛はぐちゃぐちゃ。顔を洗うのもしんどい。でも、なんとか着替えをして、ため息をつきながら玄関の鍵を閉めます。

そんなバッドな朝、私は家を出た瞬間に、無理やりでも顔を上に向け、空を見て歩くようにしています。

そして、大きく深呼吸をします。

そのあと、自分とすれ違う人の顔をよく見るのです。

人間ってみんなそれぞれ違った表情をしていますよね。楽しそうな人、眠そうな人、苦虫を噛み潰したような顔をした人。

誰にだってそれぞれの人生があるのだろうと、気付きませんか。

他人は能天気で幸せそうに見えていたけど、もしかすると悩んでいるのは自分だけではないのかもしれません。


あなたは幸せものだと言ったら、きっと否定するでしょう。


でもね、当たり前過ぎるし、何を言ってるんだと思われるかもしれませんが、今日もあなたには帰る家があって、蛇口を捻《ひね》ったら清潔な水が飲めて、お風呂のシャワーからはお湯が出る。

何より、雨風をしのげる家で、やわらかい布団で寝られる。

最高じゃありませんか。

それはあなたがこれまで頑張ってきたから、あなたが一生懸命生きてきたから、今の幸せがあるんです。

• KEEP IN MIND •

1

自分で自分を褒める

自分が頑張っているという事実を認めてあげてください。

あなたの毎日を、マイナスしないでください。

あなたの人生をどんどんプラスに捉えて、いいことをカウントしてください。

減点法ではなく、加点法。

嫌なことがあったらすぐに忘れて、いいことがあったら、どんどん記憶にとどめておけばいいんです。

そうすれば、あなたは自分の毎日が素晴らしいものだと気付くでしょう。

あなたが自分自身を肯定することで、当たり前になり過ぎている幸せに気付くこともできるはずです。

よく「失ってから気付く」といいますが、失う前に気付けるともっといいですよね。

自分のいいところ、当たり前だけど幸せなことを見つけて毎日を生きてみたらどうでしょう。

・時間通りに起きられた
・家の戸締りができた
・目玉焼きが上手に焼けた
・ハンコがきれいに押せた

なんでもいいんです。

「海外に行ったら人生が変わった」なんて言う人がいます。海外に行ったらそれまでの価値観が一気に根底から変わって、新しい自分に生まれ変わった。そうですね、それはそれでとても素敵なことです。

でも、わざわざ海外にまで行かなくても、自分自身の心持ちを変えるだけで、あなたの人生を輝かせることができます。

あなたの毎日を、たった一瞬を褒めてあげるだけでいいんです。

あなたのいいところはどこですか。

私はあなたのいいところを知っています。生まれてから1日も休まず呼吸してる、そ

• KEEP IN MIND •

1

れだけでめちゃめちゃ頑張ってると思いませんか。
あなたは今日も頑張ったんです。
大きな笑顔で自分自身を褒めてあげてください。

あなたは今日、どんな顔をして街を歩いていましたか。
明日はどんな顔で1日を過ごしますか。

人生の明るいところを見て歩こう。という歌がありましたが、あなたのいいところをたくさん見つけてください。
悪いところは、見ないでいいんです。気になったら？　気にしない。

楽しい顔で毎日を過ごせるように、自分で自分を褒めてあげてください。

JUST RIGHT

自分で自分に「いいね！」をつける

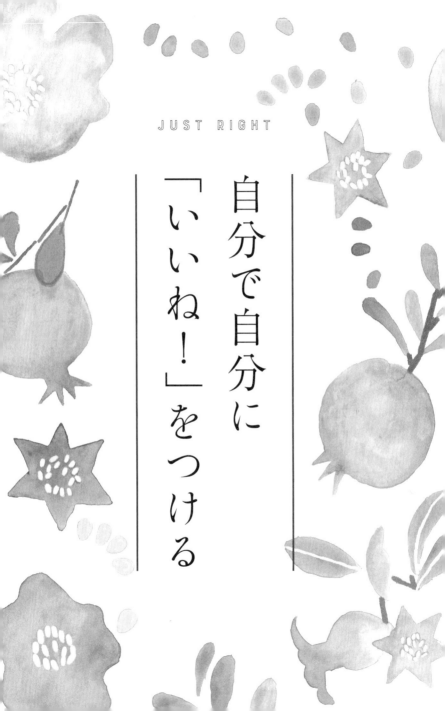

2

精神科の医師として、多くの患者さんと接してきた経験から思うのは、「自分を肯定できない」人がなんて多いんだろうということです。

肯定できるとこなんてない、なんて言う人もいます。はたから見るともったいないなと思ってしまうくらい、自分の評価が低い。

そんな人から見たら、私のようなタイプはきっとナルシストなんでしょう。

たしかに、昔から根拠のない自信があると言われることも多かったんですね。同級生たちはきっと私のことを少し変な奴だと思っていたのかもしれません。

でも、私はそれを褒め言葉だと思って生きてきました。

「自信」という字を見てください。

「自」分を「信」じると書きます。

自分を信じるのにそもそも根拠なんて必要なのでしょうか。

自己を肯定するという行為は「これができる」「あれもできる」と自分のいいところを探して、その対価として肯定するというものではありません。

別になんにもできないけど、それでいい。現在のあなたのあるがままを受け入れ、自分を認めること。毎日はそれなりに楽しいし、幸せにやれている、と思えるようになることを言います。近年、欧米では「セルフ・ラブ」と言われています。

自分に自信があって、みんながうらやむような素敵な人がいるとします。その人のいいところはマイペースで生きているように見えるところ。自分の人生を謳歌《おうか》しているように思えるからです。

でも、ちょっと待ってください。この「マイペース」って一体なんのことでしょう。自分の人生なのに、誰のペースで生きろというのでしょうか。マイペース以外何があるというのでしょう？

あなたが理想として頭に描いているのは、他人の言動に心を惑わされない人物像ではありませんか。

でも、それはマイペースな人ではなく、きっと鈍感で、ハートが強い人なんです。

あなたは、他人と行動することが苦手で、会社や学校でも上手に振る舞うことができないかもしれません。みんなでいるより、ひとりでいる方が、気が楽。

これこそ、マイペースではありませんか？　それはとても素晴らしいこと。

世の中にはいろんな人がいます。大勢の中で楽しく過ごせる人もいれば、ひとりで過ごした方が幸せな人もいる。それは人間としての優劣ではなく、向き不向きなんです。

端的に言ってしまえば、脳の特性からして違うんです。人間は誰だってマイペース。だから他人に自分と同じ考え方を強制したり期待するのは論外。Ｍａｃに Ｗｉｎｄｏｗｓと同じことをやらせようとするようなもんです。似ているようで、違うものですから。

鳥になった気持ちで自分を上空から眺める

他人に憧れて同じような行動をしようとしてもそれは無理です。マイペースで生きることは、自分を肯定することから始まるんです。

自己評価を高めるためには、「いい加減」でいることが大事。

まずは比較をしないこと。マラソンで走るときに、最初から最後まで、一緒に走っている人の様子を見ながら走るのは、つらいし楽しくないですよね。

横のライバルが速いから、自分ももっと頑張らなきゃと焦る。後ろを見ると、まだまだ自分より下がいるから大丈夫だと安心する。

もし、あなたが、後ろを見て安心し続ける人生を送るのだとしたら、私はとても悲しい気持ちになります。

そんな自分の様子を鳥になった気持ちで上空から眺めてください。あなたの前を走る人も、後ろを走る人も、高い空から見たら、ほとんど差はないんです。

それなのに、あなたは後ろばかり見て安心してしまう。前を見て、焦ってしまう。人生がマラソンだとしたら、早くゴールすることが目的ではないわけですから、自分のペースで走り続けることが大事なんです。

まさにマイペース。遅くたって気にしない。

人間は意外と単純で、「自分は能ある鷹だから爪を隠してるんだよ？　わかっていますか？」という顔をしておけばだいたい大丈夫。みんなはきっとそうなんだろうと思ってくれます。

2

あなたはあなたという人生を走り続けている。そのことだけで十分じゃないですか。

何より、自分が自分を認めること。

もしも、神様がいるとしたら、きっと私のことを好きなんだろうと思うことがあります。会ったことないけど、私のことを見守ってくれているんじゃないかって。

これまで、大きな病気をしても、なんとか生きているし、毎日が楽しいから。神様に愛されているという前提で生きると、だいたいのことはなんとかなる気がしてくるのでおすすめですよ。

自己肯定感という自身の中で完結するはずのものの根拠に、他者の評価を持ち込んでしまう人のなんて多いことでしょう。

SNSなどで他者からたくさんの「いいね!」をもらえれば自信につながるかもしれませんが、自分らしさを失うことにもつながります。

大事なのは自分に「いいね!」をつけることなんです。

JUST RIGHT

劣等感を行動の燃料にする

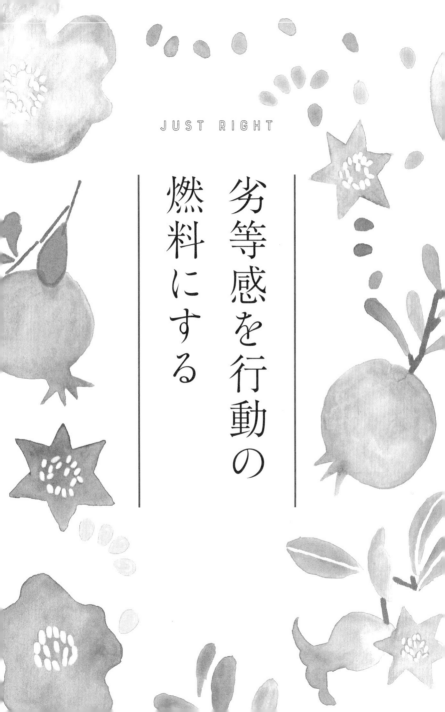

3

オーストリアの精神科医、アルフレッド・アドラーはこう言いました。「劣等感とは自身が勝手に決めた思い込みだ」と。同時に、それがあるからこそ、人間は努力できるのだとも説きました。

ちょっと難しくなりますが、私は劣等感とは絶対的なものではなく、可変的なものだと思っています。劣等感は私たちの心の中にあって、私たちを苦しめますが、私たちの心持ち次第で、あっという間にいなくなってしまうかもしれません。

形を変えて、私たちの人生のそばにいようとすることもある。手を替え品を替え、姿を現そうとするときは、上手に付き合うのが一番。劣等感を味方にするのが、人生を楽しく過ごすコツではないかと思うのです。

人はそもそも他人より優れていることを追い求める生き物です。なぜなら他人より優れていることで、生存競争で優位に立てるから。だから、人より劣っていると感じると、うらやましいと感じると同時に、劣等感を持つんです。

そもそも劣等感は悪いことなのでしょうか。

私はそうは思いません。

劣等感がないという人がいたとしたら、それは最高の才能だと思います。その一方で、劣等感を抱えるあなたは周囲と自分を客観視できる能力の持ち主だということも知っておいてほしいのです。

劣等感は、時としてあなたを動かす力になります。

劣等感があるから、解決のための努力をする。少しも恥じることはありません。劣等感があることをしっかり受け止めて、前に進む努力をする、そんなあなたをみんなは応援してくれます。

周囲の人を巻き込んで人生を楽しむ

一方、アドラーは劣等感をこじらせると、人は3つの行動に出るとも言っています。劣等コンプレックスと呼ばれるものです。

1　劣等感が攻撃性に変わる

たとえば、勉強ができないからといって、人のテストの点数が落ちたことを喜ぶ。仕事ができないからといって、ライバルのミスを喜ぶ。自分が世に出られないままくすぶっているから、有名人を見るとたまたま運がいいだけだと実力を認めようとしない。

2 卒業した学校や、勤めている会社や、パートナーの職業でマウントをとる

自分に自信がないから学校名や会社名にすがる。立派なパートナーがいることで自尊心を満たそうとするのです。

3 自分が不幸であることをアピールする

慰めや同情の言葉を期待しているのでしょうが、不幸であることをアピールすることは、自分自身の価値を下げることにつながります。

心の中にある劣等感は、あなたの心を食い尽くす魔物になる可能性もあるのです。

そうならないためには劣等感と上手に付き合う必要があるのです。

劣等感とは、心の中にひっそりと抱えるものというイメージがありますが、乗り越えるべき壁と捉えて、周囲を巻き込んで応援してもらうというスタイルもいいかもしれません。

机の整理が苦手、事務仕事が苦手。

だったら、それを隠さず、公開してみてもいいかもしれません。

私はこの問題を解決したい、だから皆さん応援してくれませんか。それくらいのゆるいスタンスでいいんです。

劣等感を心の中でプラスに転換すれば、自分も挑戦者の気分を味わえるし、周囲も応援する楽しみが増えます。

劣等感をバネにしてやろうと思うと、肩に力が入り過ぎてしまいますよね。

自分はもちろん、周囲の人を巻き込んで「あなたの人生を楽しむ」ことにつなげたらどうでしょう。

そもそも劣等感を感じないのが一番ですが、それは難しいと思います。感情は自然に湧くものですから、「劣等感」という感情自体を否定するのではなく利用していくのがいいかもしれませんね。

私は自分自身にそれなりに満足しているので、あまり優越性を追求はしていないのですが、身近にひとりだけ「本物の天才」がいて、いつもすごいなあと感心することが多いんですね。これは誰がどう捉えても、圧倒的事実として、能力的に私が劣っているので、一緒にいるときは劣等感を抱いたこともあります。

3

これに関しては能力の差なので張り合おうとはサラサラ思わないのですが（張り合っても勝てないことがあまりに明白なのです）、その分、他で補えることを考えてみたりします。

精神科医の特性なのかもしれませんが、私は常々、**人間それぞれのキャパシティーがある、と考えています。**

この人はこの仕事に耐えるキャパを持っているのだろうか？

この環境でやっていくキャパを持っているのか？

自分というキャパの中で、私は最大限頑張っていると思うんですよね。

アドラーは思い込みだと言いましたが、能力の問題であるので、劣等感を感じる必要は、本来ないわけです。その面に関して思い込みではなく、能力として劣っているということは実際あるわけです。

劣等感を抱いたら視点を変える

足が遅い、背が低い、頭の回転が遅い。

それを受け入れた上で、どうしたいと思うかが大事かもしれません。
あなたのあるがままを受け入れれば優越性を追求しなくてよいのではとも思うのです。

大事なのは「あなたの物語の主人公はあなたである」と強く意識することです。

物語の主人公に感情移入できないのに、その物語が面白いわけがありませんよね。ページをめくるのもつらいでしょう。眠たくなってしまうかも。
本だったら、途中で読むのをやめることもできますが、自分の人生をブックオフに委ねることはできません。まずは主人公をちゃんと好きになること。そうすることで物語がようやく動き出すのです。

あなたが劣等感を抱くのは一向に構いません。それはあなたの力になるからです。ただ、他者との比較の中で生まれるのではなく、「理想の自分」との比較から生まれるものだといいですね。

3

劣等感を抱いたときは、視点を変えることも大切です。

友人たちとのすれ違いが多く友達が少ないことに悩んでいるあなたは、国語の問題で主人公の心情を読み解く問題はすらすらと解けたりする。

テストはあなたが本当に思ったことを書くのではなくて、こういう問題だから、きっと文章中に答えがあってこういうふうにまとめてほしいんだろうな、という目線で見るから解けるわけです。

友達との問題も意外とそんなところにヒントがあるのかもしれません。

劣等感があるからこそ頑張れる人がいます。劣等感が満足を与えてくれることだってある。**「自己満足」って悪い言葉っぽく使われるけど自己が満足することって何より大事ですよね。**

劣等感、ありがとう。

病気を持った体で生まれ、運動があまりできなかったし、人とは違うと思って生きてきたけど、あなたと上手に付き合ってきたおかげで、今の私があるんだと思っています。

JUST RIGHT

悪いことは
ずっとは続かない

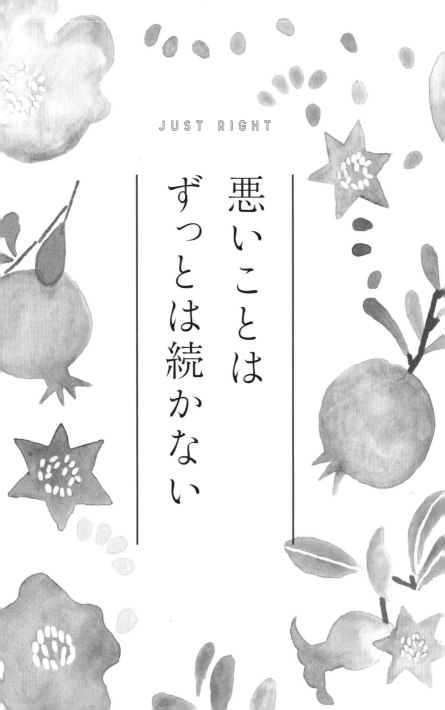

• KEEP IN MIND •

4

コインを放り投げて表と裏が出る遊びがあります。本来は、表が出る確率も、裏が出る確率も同じく1／2の確率ですが、表が連続で5回出たとしたら、その次にあなたは表と裏のどちらが出ると予想しますか？

多くの人は、そろそろ裏が出るのではないかと予想します。これが有名な「ギャンブラーの誤謬《ごびゅう》」という現象です。いわゆる、本来起きるべき確率が目の前でも起こるはずだ、という勘違いです。

先ほどのコイントスは何百回もやれば1／2の確率に落ち着きます。しかし、数回程度の実験では全部表が出続ける可能性も大いにあります。

「次は裏が出る！」と思い込んでしまいがちですが、いつだって確率は変わらず1／2。でも、「次こそは来る！」という妙な確信めいたものが、あなたの頭をきっとよぎります。それは誰しも同じです。

私は昨年、授業を受け持っている看護学校のテストで4択の問題を20問以上作ったのですが、自宅で問題を作りながらあることに気がついてしまいました。

正解がとても偏っていたのです。このとき正解がAになる問題は1問もありませんでした。

もちろん正確な知識があれば間違えることのない問題ですから、意図的でもなんでもないのですが、学生さんたちは「そろそろAが来るはず」とずっと思いながら解いていたと思うと申し訳なかったですね。世の中にはこういうことを考える意地悪な講師がいるかもしれないと知る意味では、役に立ったのではないかと思います。

世の中には運がいい人がいます。私の周辺にも、いつも楽しそうで、運が良さそうに見える人がいます。その人はただ単に運がいいわけではなく、もちろん普段から努力をしているから、決して妬《ねた》んだりはしないのですが、やっぱりうらやましいなと思うこともあるわけです。

自分がうまくいっていないときは、他人がうまくいっているように見えます。

運ってなんでしょうね。運が悪いと言われていい気がする人はいません。運を引き込むことを常に心がけている人もいます。

• KEEP IN MIND •

4

だけど、運とは人の心がけ次第で、あっちにいったりこっちにいったりするんでしょうか。

どう考えても運が悪いとしか言いようのない時期はあります。何をやってもうまくいかない。そんなときは、運がいい人がまぶしく思えます。

運がいい人はいつも楽しそうで、私たちの悩みなんてまったく意に介していないようにも見えます。うらやましくもあり、正直妬ましく思ってしまう気持ちは、わからなくはありません。

ただ、それ自体もあなたのその思い込みかもしれません。

視野が狭くなると幸運を見逃す

運がいい人は、いつも幸運が連続しているように見えます。そして、また次も幸運が転がり込んでくるような気がする。

果たしてそうなんでしょうか。

あなたは、また明日からも運が悪いままなんでしょうか。

いいときもあれば悪いときもある。

人生はいいと悪いの1／2の確率のギャンブルだとしたら。

ギャンブラーの誤謬を思い出してください。

悪いことが続いたら、次も悪いことが起こりそうだと思うこと→間違い
いいことがあったら、悪いことが起きるに決まってると思うこと→間違い

悪いことがあったら、いいことが起きる確率は誰でも一緒だと思えばいいんです。他人が連続して運よく見えても、自分だけ連続して運が悪く見えてもそれは誤謬、勘違いなんです。


人間は悪いことが続いたり、精神的に追い込まれると、視野が狭くなります。

思考が悪い方に悪い方にとらわれてしまうんです。せっかくいいことが起こっても目に入らず、チャンスも見逃し、悪い日に違いないと思い込んでしまいます。

いい知らせと悪い知らせがあると言われたときに、いい方から聞くとテンションが上がって悪い知らせも聞けますが、悪い方から聞くとテンションが下がってしまい、いいニュースをあまりよく感じないのと同じですね。

人間はただでさえ悪い方に勘違いしやすいので、確率も、損失も、正しく認識評価し、マイナスの思い込みを避けていく必要がありますね。

いいニュースと悪いニュースがあったら、最初にどちらを聞くかで、あなたの1日は変わるかもしれませんよ。

困っている人を見つけたら、手を差し伸べる。何かをしてもらったらお礼を言う。「ありがとう」の言葉があなたの運気をよくしてくれるかもしれません。

JUST RIGHT

自分の常識は他人の非常識

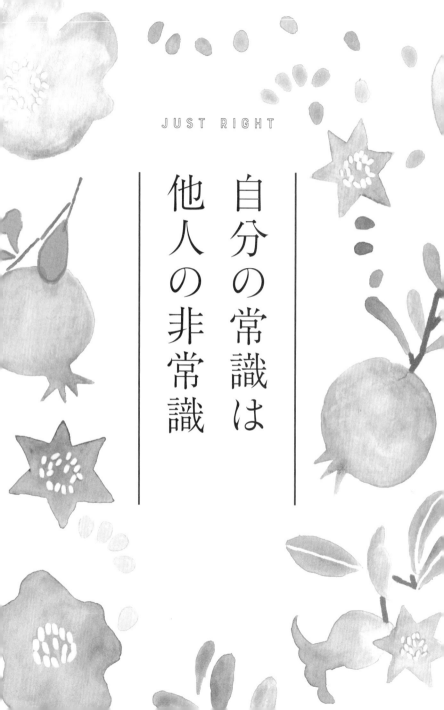

• KEEP IN MIND •

5

自分の常識は他人の常識ではない。この事実を知るだけで人生は圧倒的に楽になります。

その昔、運動中に水を飲むことは禁じられていました。運動中に水を飲むと、トレーニングの効果が失われてしまうというのです。当時はそんな考えが一般的で、疑う人は少なかったそうです。

運動中に水を飲むのが当たり前、飲まないと熱中症の危険があるという常識が広がってからそんなに時間はたっていません。

おそらく、大半の人は飲んだ方がいいと思っていたのに、古いルールで育った学生たちは、自分たちが指導者になったときに、疑いもせずにそのルールを踏襲したため、時代が変わってもその教えは受け継がれていったのでしょう。

人間は自分が習ったことが常識だとインプットすると、それ以外の選択肢をはなからシャットアウトします。それゆえ、運動中に水を飲むことを推奨《すいしょう》する監督を見たら、おそらく非常識な指導者だろうと非難の目で見ていたに違いありません。

自分の常識は、必ずしも、他人の常識ではないのです。**そもそも自分の常識が本当に正しいのか、それさえも疑ってもいいかもしれません。**

自分が正しいと信じていることはたくさんあります。

たとえば、あなたはいつも会社に定時より前に行って、みんなのお茶を入れ、デスクの掃除をしているとします。

あなたは入社当時にその慣習を先輩から教わりました。若い子がやるのが当たり前だという雰囲気があったので、先輩から教わった通りにすることにしました。

毎朝早起きして、みんなより少しだけ早く出社しました。周りから感謝されるし、若手の仕事だと思っていたので、それがつらいと思ったことはありません。

新しい社員が入ってきました。あなたは、懇切丁寧に社員の名前や仕事の手順を教えました。飲み込みが早くとても素直な子で、あなたは頼もしい新人が入ってきたとうれしくなりました。

しかし、ある瞬間から、その子を見る目が変わります。

掃除とお茶入れを頼んだところ、「なんで定時前に出社してやらなくちゃいけないんですか?」と聞かれたのです。そういうものだからと答えたものの、新人は納得がいかない様子。そしてだんだんと腹が立ってきました。それまで、聞き分けのいい素直な子だと思っていたのに、話をしてもわかってくれない宇宙人に思えてさえきたのです。

5

結局、その新人は朝早くから出社することはありませんでした。定時に会社に到着して、そこから業務をこなしています。最初は戸惑っていた周囲の社員も、数日後にはそれが当たり前のように、その子に接しているのがわかります。

きっとあなたは納得がいかないですよね。これまで自分が頑張ってきたことはなんだったのか。努力がすべて否定されてしまったような気持ちになってしまいました。

「普通の人」なんて存在しない

このとき正しいのは誰でしょう。

正解は誰もが正しい。

人間は自分の持つ常識を他者にも期待することがあります。自分がこれまで経験してきたものこそが正しいと思いたくなるんですね。

妊婦に一番厳しく当たるのは同性だと話題になったことがありました。電車の中で妊婦がいると、自分が妊娠出産を経験した年配の女性ほど、厳しいという意見もあります。

もしかすると自分たちが、それこそ妊婦に対する理解が低い時代、電車に乗ってくるだけで白い目で見られた時代に子育てをしてきた経験があるからかもしれません。

他人に自分と同じ常識を期待すると、思い通りにならずイライラします。勝手に期待して勝手にがっかりすることとなります。

私の患者さんの中には「普通になりたい」と言う患者さんや、普通の子になってほしい、という親御さんがいます。

2003年に公開された『死ぬまでにしたい10のこと』という映画で母親が「why do you have to listen to this stuff?　why can't you listen to music like normal people?」と言ったのに対し主人公が「No one's normal, Mom. No such thing as normal people」と返す場面があります。

「なんでこんなものを聴かなければならないの？　普通の人が聴くような音楽を聴いたりできないの？」という母親に対し、「普通の人なんていないわ、ママ。誰も普通の人なんかじゃないのよ」と返す娘。

そう、彼女が言うように**「普通の人」なんて存在しないんです。**

5

私もツイッターをやっていて思うのは、日本は識字率は高いけど言葉を必要十分に理解できる人がそう多くないということです。

みんな勝手に自分の中で解釈して自分のルールで怒ったり悲しんだり。そこには思い込みが混在していて、言葉をあるがまま、認識できない。たしかに、その人が育った環境や文化、時代によって全然違いますね。

あなたの常識を疑うこと、まずはそこから始めてもいいのかもしれません。

今まで毎日運動したり、部屋の掃除をしていたんだとしたら、2日に1回でもいいのかも。毎日お風呂に入らなくたっていいんです。フランスではそれが常識なんですから。

自分の常識に相手を当てはめると、必ずつらくなります。あなたも誰かの常識の中で生きないことを、常に心がけてください。あなたの常識はあなたのもの。他人の常識は他人のもの。

「これって常識でしょう」と言う人からは距離を置いてください。

いい加減でいいんです。それがあなたの常識なんだから。

JUST RIGHT

つらかったら すぐ逃げる

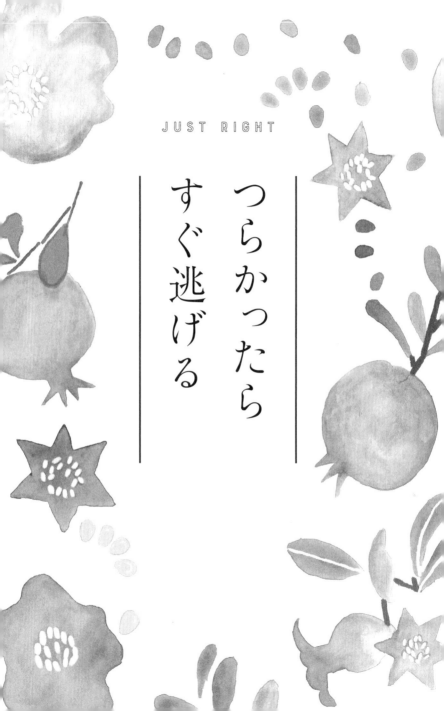

• KEEP IN MIND •

6

人間の脳にはつらい記憶を補正するクセがあります。

アメリカの学者が、面白い実験を行いました。

学生のグループに単調でつまらない作業をさせて、その後これから同じ作業をする人に「面白かった」と伝えさせるのです。その報酬として1ドルか20ドルを渡し、最後に、実際作業をどう感じたか聞いたところ、興味深い結果となりました。

20ドルもらったグループは、報酬のために嘘をついた、という正当化ができます。その一方、1ドルしかもらっていないグループは**たった1ドルのために嘘をついた自分を認めることができず、つまらなかったはずの作業を「面白かった」と答えたのです。**

ブラック企業でつらい環境で仕事をしている人ほど、自分の仕事のやりがいを探そうとする現象もこれにあたります。

これを認知不協和の解消といい、自身の認知に対する矛盾を解消しようとする。合理化などをしてしまうんです。

つらい環境に置かれたときに、「もっとつらい環境はある」「自身はそんなにつらくない」

というように合理化してしまう人が多いんです。

そういう「つらくても逃げちゃいけない」方向ではなく、「つらかったら逃げてもいい」方向に解消できるといいと思うんです。

そもそもこの世の中には、他人に対して、理不尽を強いる人があまりに多いことが気になります。

愛想笑いという、私があまり得意ではない言葉もあります。

苦手な相手や、傲慢な上司が偉そうな物言いをして、同意を求めてきたときに、浮かべてしまうなんともいえないあの表情のことです。

嫌な思いをした人が無理して笑わなきゃいけない環境っておかしいですよね。

そんなのが愛想がいいってことなら、愛想笑いなんて一生できないままでいいと思います。

ちなみに愛想笑いを英語にするとFake Smileだそうです。

愛想笑いというとコミュニケーションの一環のようにも思えますが、偽りの笑いと知ったら、なんで自分がそんなことしなくちゃいけないんだって思いませんか？

攻撃する側が攻撃力下げろ

もともと私は体が弱くて、激しい運動は禁止されていました。小学校4年生で運動制限が緩和され、ようやくプールに入れるようになったんですが、熱心な担任教師は私を泳げるようにしたかったんだと思います。全体とは別に個人練習させられた挙句、カナヅチだと言っても「できなくてもいいからみんなと同じように受けよう」と私の手を取ってプールに。そのときの私はきっと愛想笑いを浮かべていたんだと思います。

その結果どうなったか。同級生の見てる中、プールの真ん中で惨めに溺れたんです。スタート地点も能力も違うのだからみんな同じである必要はないと思いませんか。あのとき、はっきり「嫌だ」と言えばよかったと少なからず後悔しています。

みんなそれぞれ違うんです。違うということを理解してほしい。

それを理解していないと、他人に痛みを与えても、善意から発した行動なのにと自分を正当化したくもなります。

「こんなこと言ったらパワハラって言われちゃうな～（笑）」とか保険かけてくる人はだいたいパワハラ気質なのと同じです。「パワハラです」と面と向かって言うと、だいたい傷ついた顔をします。それを見て、周囲はあなたがまるで空気が読めない人であるかのような反応をすることもあります。納得がいかないですよね。

メンタルが弱いのが悪い、と言う人もいますが、そもそもなんで責められる側が鍛えなくてはいけないのでしょう。なぜ、理不尽な攻撃に備えなくてはいけないのか。

これだけは言わせてください。

攻撃する側が攻撃力下げろ、と。

ゆとりゆとりと言われますが、私はゆとりで何が悪い、と思っています。心にはゆとりが必要です。

空気が読めないねと言われたら、「誰のために読むんですか」と聞き返してもいい。

そもそも、見えないものを読まなきゃいけないっておかしいですよね。

何より、その場所がつらかったら、逃げ出していいんです。

6

「ここで通用しなかったら、どこに行っても通用しないよ」と言う人がいますが、ここでしか通用しないあなたに言われたくないと、言い返してやりましょう。相手はどんな顔をするのでしょうね。

また「石の上にも三年」という言葉がありますよね。日本では古くから我慢は美徳だと考えられてきたことがよくわかります。

でもね、私はこのことわざの人は、3年も解決策を見つけられず、無為につらい思いをしていた人なんじゃないかなと思うんです。

私が好きな言葉は「三日坊主」です。

いろんな意見があるとは思いますが、見方によっては3日で見切りをつけられるというのはすごいことだと思いませんか。物事を俯瞰的に見る目と、決断力を持っている人かもしれないって思うんです。

つらかったらやめる。逃げる。つらい記憶を美化しない。

それだけで、人生はもっと楽になると思うんです。

JUST RIGHT

思い込みは最強

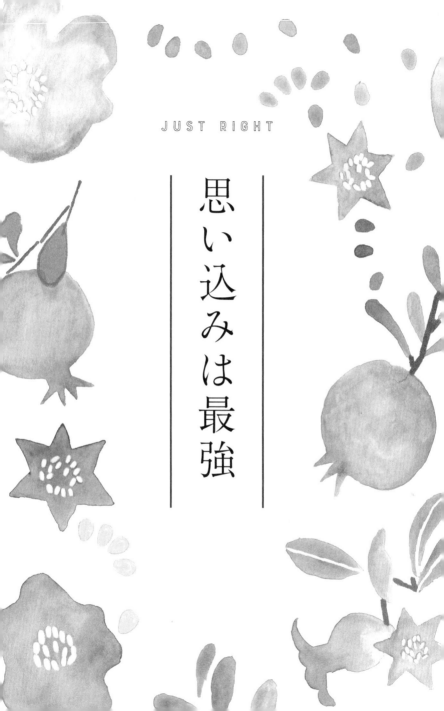

7

ルーティンというものがあります。

毎日、同じように行動することで、いい結果が出るというもので、YouTubeでは「モーニングルーティン」という朝時間の動画が一時期大流行しましたね。

朝、目が覚めたら大きく伸びをする。同じ時間に食事をとる。家を出るときに右足から踏み出す。

決まった一連の動作や習慣がルーティンであって、「日課」と言ってもいいかもしれません。

ルーティンが見直されているのは、特定の行動を習慣化することで、ささいな自分の変化や体調や心の調子に気がつけるからです。

いつもは朝起きられるのに、今日は寝起きが悪い→もしかすると、疲れが溜まっているのかも、といった感じです。

ルーティンを決めることで、規則正しい生活を送れるようになります。

ただ、あれこれ決め過ぎるのも、ハードルが上がってしまいますよね。私は朝起きてあれもこれも、と思うだけで、布団から出るのが嫌になってしまいます。

私が朝におすすめしたいのは、情報番組の「占い」を見て、いいところだけを記憶に留めて気分を上げることです。

私自身は占いなどまったく信じていませんが、**都合のいいことだけピックアップするのは決して悪いことではありません。**

新薬の効果を見る治験などでも、被験薬と、効果が出るはずのない偽の薬(プラセボ)を患者さんに投与し、それぞれの症状を観察します。プラセボ薬の効果というのは恐ろしく、偽薬を投薬された人たちは、本当の薬と同じように症状の改善が見られる場合があるのです。


これは、いかに人間が思い込みというものに騙《だま》されやすいかを示しているいい例。最近では、お薬を飲んだことを忘れてしまい何度も要求するお年寄りなどのために、何の効果もないプラセボを売り出している企業もあります。

でも、占いでいいことだけをうのみにして、いい方向に自己暗示をかける分には悪くないと私は思います。

KEEP IN MIND
7

自分本位の人には誰も勝てない

ルーティンも実は自己暗示のひとつです。

仕事が苦痛で、集中できない。焦るとミスが増える。これぼかりは人間がそれぞれ持つ能力ですから、簡単には改善しないのですが、職場に出勤して、気分と環境を整えて、「仕事をルーティン化する」ことでなんとか対応してきた人達が実はたくさんいたんです。1日の流れを、同じ環境で順番通り確認しながらやることで何とかミスを防いでいたんですね。

でも、このコロナ禍でリモートワークになった途端、臨機応変に対応できなくなったりする。また、今まではできていたメールの返事が億劫《おっくう》になってどんどん溜め込んでしまう。


コロナ禍では、変化に弱い人たちがどんどん精神的に追い込まれ、しんどくなっていったのが印象的でした。それぞれの特性を努力で補ってうまく順応していた患者さんたちが、コロナ禍で徐々に限界に近くなっているのを感じます。

だからこそ、新しいルーティンを作ろうという提案を私はします。

占いは、大抵いいことも悪いことも書いてありますよね。誰にでも当てはまる要点が入っているので、誰でも自分のことを言っていると勘違いしてしまうんです。

よく当たると評判の占い師に見てもらって、あまり自分にあてはまらないようなことを言われたとしても、この占いは当たらないなとはなかなか思わないものです。

これは「確証バイアス」といって、自分の考えに関して都合のよい事柄だけに注意を払い、それにそぐわないものはあまり見ようとしない、物事の捉え方の偏りのことを言います。

でも、私はそれくらいのいい加減な感じでいいと思っています。

自分本位な人っていますよね。良くも悪くもですが、身の周りにも1人はいますよね、自分が正しいと思い込んでいる人。あーゆー人には誰も勝てないですよね。

実はあなたにもそうなってほしいんです。

新しい仕事に取り掛かろうと思った日は、「B型のあなたは新しいことに挑戦するチャンス」と書かれた占いを探したり、天気がいいから今日は門出にふさわしいと思ったり、信号待ちが少なかったら、今日はとてもラッキーな日だと思ったり。

毎年一緒に初詣に行っていた高校の同級生は、大吉が出るまで何回もおみくじを引き続けていました。

自分にとってのいいことだらけの確証バイアスで、気分を高めるんです。

これは一種の自己暗示です。

でも、それで、あなたの新しい挑戦がうまくいったら、今日のルーティンは正しかったと思えるはず。あなたにはそうやって、新しい毎日を自分の手で素晴らしいものにしてほしいと思うのです。

JUST RIGHT

脱力は全力でする

8

自己評価が高い人っていますよね？　私の周りには現在はいませんが、昔は「あなたはなんでそんなに自信満々なの？」と聞きたくなるくらい、いつでも自信に満ち溢れていて、楽しそうな同級生がいたことを思い出します。

彼はどこでも陽気で楽しそうで、ポジティブだから、いつも周りに人がいました。今でも楽しく愉快な人生を送っているのだろうと思います。

ところで、心理学には「能力の低い人は自分の能力を過大評価する」という考えがあります。

これは自分が優れているという一種の錯覚です。ダニング＝クルーガー効果とも言われます。

自己の過大評価に至った理由としては、

・否定的な意見をこれまで受容してこなかった
・失敗の原因を外部のせいにしてきた
・他人の能力を過小評価している

などが原因として考えられます。

もちろん自分自身を過大評価せず、自分の能力を見極めることができる人もある一定数いますが、能力が低い人ほど自己評価が高いというケースは往々にして見られます。

この逆を考えたときに、能力が高い人ほど、自己評価が低い場合があることが十分想定されるわけです。

私も医師としてのキャリアをスタートさせたばかりの頃は、自分の能力と才能を生かして活躍したいと、過剰な自信に満たされた時期がありました。もちろんそれは自分自身を過大評価していたんだと今だったらわかります。

しかし、経験と実績を積んである程度医師としての能力が備わると、落ち着いて自己評価が低くなる。今の自分に何ができて、〝何ができないか〟がわかるんですね。きちんと自分の実力を見極めることができるようになったんです。

たとえば新人は、救急で運ばれてきたときにどうにかしなければと焦ってしまうことがあります。それがある程度の経験を積めば、自分にできないことが明確に判断できるので、すぐにヘルプを要請することができます。

自己評価が高い人ほど、周りが見えていない。井の中の蛙である。つまり、ものを覚

8

えてすくすく成長している途中の幼稚園児と大差がないんです。

自己評価の低い人は、周囲の状況がよく目に入っているということだと思いませんか？

「自分なんて」と考えない

ひとつだけ注意したいのは、自己評価の低い人はすぐに他人と比べてしまう特徴があるということ。

これはよくありません。

自分の評価は、自分を軸として定めなくてはいけません。

たとえば働きながら子育てして、親の介護をして、そりゃしんどくならない方がおかしいよってことも多いですよね。

だけど、自分がつらいと思ったときも、他の人を見てつい比べてしまう。

まだまだつらい人がいる。自分はまだつらくない。

自己評価が低いから、まだまだいけると思ってしまう。まだまだ頑張らなくてはいけないと思ってしまう。


このコロナ禍でも生活保護を申請しない人が多いことが話題になりました。

つらいけど、まだ大丈夫。

そうして、気がついたら取り返しのつかない状態になってしまう危険もあります。

大丈夫じゃないかもと思ったらすぐに助けを求めてください。

あなたはすごく頑張っているから。

大きな声で誰かに助けを求めてもいいんです。

もっと頑張れる、そう思う気持ちはわかります。

でも、大丈夫かどうか、その判断ができなくなっていることも多いんです。

自分のことを好きになる余裕もない。だけど、頑張っている自分を褒めてあげてもいいんです。

他の人の方がもっと頑張っているから、なんて思わなくていい。自分なんて、と思ってはダメ。

あなたが頑張り過ぎているのに、そんな自分を認められないのは、あなたは周りが見え過ぎる広い視野の持ち主だから。

あなたは、自分の謙虚さと、視野の広さを誇り、ここらへんでいいのかな、という適度な落としどころを探ったらどうかと思うんです。

• KEEP IN MIND •

8

全力で力を抜いてください。

「まあ、いっか」とつぶやいて、あなたのその広い視野を生かして、どんどん脱力をしてください。

JUST RIGHT

できないこと、知らないことを楽しむ

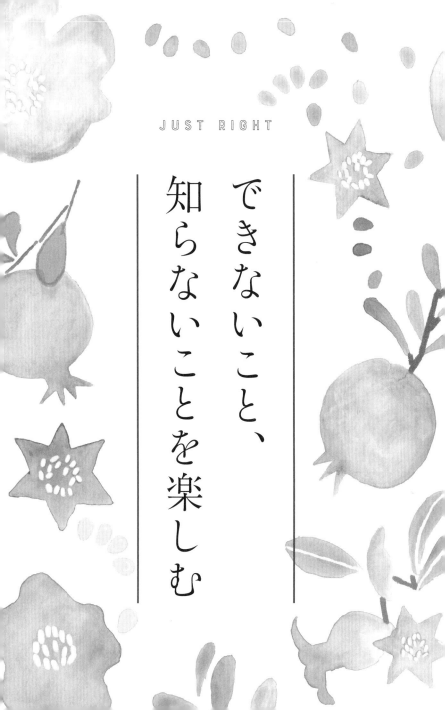

• KEEP IN MIND •

9

あなたは何ができますか？
あなたは何ができないのでしょう。

大抵の人はこう答えるでしょう。できることはあまりないけど、できないことは山のようにある。

でも、それは当たり前なんです。世界で活躍するマルチタレントだって、何もかもできるわけではありませんよね。

あなたは自分を恥じていませんか？　あなたは他人にできて自分ができないことを恥ずかしいことだと思っていませんか？

でも、あなたはできないということを知っているだけ、人間として成長していると思うんです。

その昔、ソクラテスはこう言いました。

「私は知らないということを知っている。知らないことを知っているだけ、知っていると思っている人たちよりも自分の方が世の中を知っている」と。

自分はなんでもできる、なんでも知っていると思っている人は、実は井の中の蛙然り、世の中の広さを知らない、奥深さを知らない。

幼稚園の子供たちは先生が話をするとすぐに「知ってる！」と叫びますよね。「よく知っているね」というのは彼らにとって最高の褒め言葉。新しいことをどんどん吸収しているからこそ、知っていることが誇らしいんです。でも、彼らが世の中の真理をすべて理解しているとは思えないですよね。その途中にいるはずです。

たとえば、あなたの仲良しの友人がいたとします。

彼女・彼のことをあなたはなんでも知っていますか？

あなたの思っている彼女・彼は本当にあなたの思っている通りの人間なんでしょうか。相手のことを理解している気になっていませんか？

たとえば、そこまで親しくない人に、「あなたのことはなんでもわかる」「あなたはこういう性格だよね」と言われたら、なんだか反論したくなりませんか。その距離が近づいたからといって、あなたはその人のことをなんでも知っているんでしょうか。

9

人間は愚かで無力だと思うことがあります。

私はなんの特技もありません。ただ勉強をすることは嫌いではなかったので、医師という職業につくことができ、世間的に見たら不自由ない暮らしをしています。

それでも、何もできないという思いを持っています。

歳を重ねて、社会経験を積めば積むほど、自分は何もできないという思いが強くなるんですね。

歳をとってから勉強を始める人が増えているのは、歳をとって、自分が何も知らないことに気付くからです。

いわゆる無知の知に至ったわけです。

感じた不安は正直に伝える

自分に何ができるのか。つまり、自分という乗り物がどんな大きさで、どんな速さで走れるか知るのはとてもいいことです。

そして、あなたはあなたという乗り物の新米ドライバーなんです。

あなたが運転免許を取ったばかりだとしたら、いきなり高速道路に乗るのは緊張しますよね。

でも、できないとなかなか言い出せない。そして、免許を持っているんだから大丈夫と言う人が絶対に現れます。

でも、あなたは不安ですよね。そのまま精神的プレッシャーを抱えたまま生きていくのはつらい。

だったら不安なことは不安だと伝えればいいんです。私はまだまだ未熟なドライバーなんだと伝えればいいんです。

免許を取り立ての人に、さあF－1を走ってごらん、大丈夫、免許持っているじゃないとは言わないですよね。

それでも、走ってご覧、大丈夫だよという人は、きっと自分も同じような経験をしたんでしょう。そして、成功体験がある。だからあなたもできるよと、推測してしまう。

人間は自分の物差しで他人を推し量ってしまいます。

「私はできません」。

少しだけ勇気を出してそう伝えましょう。できないのに、できるふりをして、前に進んだらいずれ事故を起こしてしまいます。

私は私を乗りこなせる日が来るんでしょうか。スピードを出したらすぐにエンストするし、すぐに故障するポンコツな車体を。

もしかすると、死ぬまで乗りこなせないような気もするんです。

でも、それでもいいじゃないですか。事故は慢心したときに起きると言いますしね。

いつまでも安全運転で、のんびりいこうじゃありませんか。

JUST RIGHT

〝今〟は常に通過点

10

物語は好きですか？

最近流行りのドラマは見ましたか？

Ｎｅｔｆｌｉｘのあの韓国ドラマは最高でしたよね。といっても、実は私は流行りにうといのでまったく見ていないのですが、配信からしばらくたっても、職場ではしばらくはその話題で持ちきりでした。

同僚たちがドラマの話をするときは、みんなが楽しそうな顔で話すんですよね。それを見ていたら、素敵なコンテンツの感動や興奮を共有することは、コミュニケーションや相手に好意を持つきっかけになるんだと思ったんです。

ドラマの主役は、話によって違います。ただ共通しているのは、最初から最後まで、主人公の心情が描かれること。どんなに見た目が自分の好みでなくても、気がついたら、その人のことばかり考えてしまっている。

あなたは、その主人公の気持ちになってどっぷりとストーリーに浸かってしまう。次の話が待ち遠しくて仕方ない。それはとても幸せな時間ですよね。

新しい話が進むにつれ、意外な展開に驚き、それまで善人だと思っていた人物が悪意をむき出しにしたり、その逆に、苦手だと思っていた人物が、意外と情に厚く、面倒見がいいことに気がついたり、意外な発見が物語を打開するキーになったりと、目が離せません。

私がドラマや漫画などの物語を楽しむときは、最終回などで伏線を回収するあたりで特に興奮します。

伏線とはラストの展開に備えて関連した事柄を前の方でほのめかすこと、または、後の準備として用意しておくこと。

つまり、ストーリーの一部分を隠しながらも、途中で少しだけ明らかにすることで、最後に見ている人に驚きや感動などを与えるんです。

私は人生で何かが起きるたび、「これは伏線だな」と思って生きています。

仕事でトラブルがあったら、これはきっと主人公に与えられる試練だなと思ったり、恋人との悲しい別れを迎えたら、本当のヒロインと出会うための布石だと思うわけです。

そう、あなたの人生の主役はあなたなんです。

そう考えると、「今」は常に通過点なんですよね。近くにいる嫌な人だって長い人生で見たら、ただすれ違っていくだけの存在だったりするかもしれません。

ヒロインだと思ってなかった子が途中からヒロインになることもありますし、主人公だと思っていた人物がいきなり死ぬ展開もありえます。何があるかわからないのが昨今の物語の主流ですし、勝手にストーリーを決めつけてはいけません。

人気ドラマに共通するのは、意外性や驚きがあること。視聴者は釘付けになりますよね。そうなると、次の話が待ち遠しくて仕方ない。

あなたの人生も、きっと伏線だらけなんです。
恋愛をして、結ばれて、別れて、そこでドラマは終わらないですよね。

そこまで経験はありませんが、私は恋が終わると、新たなシーズンが始まったなと、気持ちを新たにします。

失恋するたび、新しいストーリーが始まる。タイトルをつけるならば、「藤野セカンドシーズン」といった感じでしょうか。そう考えれば、新しい気持ちで毎日を生きることができるんです。ちなみに今が第何シーズンかは秘密です（笑）。


主役があなただということは間違いありません。

どんな試練もあなたの伏線。

結果が出ない努力は無駄、という考え方だってアホらしいですね。恋愛や資格を取った瞬間に物語が終わるのか？　いいえ、終わりません。

小説の中身を読まずにバッドエンドは全てダメって言ってるのと一緒ですよね。努力の過程こそが人生を彩るのに。その彩りに気付けないことの方が悲しいことなのかもしれません。


「帰ったらあれやろー。今日はなんだかめちゃめちゃやれる気がする！」と思っていたのに家に帰った瞬間、何もできなくなる。そんな自分さえも伏線で、次の週末にまとめて片付けたらきっと爽快で気持ちがいいはず。

10

悲劇だった失恋も10年たって振り返ると笑い話、喜劇として見られるかもしれません。なんせ物語は今も進行中なのだから。

今後の展開を変えることで過去のエピソードもいい伏線になるかもしれないわけです。だって脚本も演出も主役もあなたなわけですから。

あなたの終わらない物語を楽しめば、毎日は楽しくなると思いますよ。

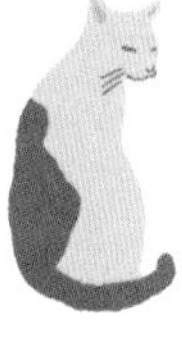

「いい加減」に生きる心がけ

CHAPTER

2

JUST RIGHT

嫌なことがあったら お気に入りの 写真を見る

11

嫌なことがあったとき、あなたは何を考えますか。

「今日は嫌なことがあったなぁ」と引きずったりしていませんか？　家に帰って家族にこんなことがあってね、と話してそれは災難だったねぇ、なんて相槌をもらって、お風呂に入って「ひどい1日だったな」なんて思い返したりして、明日はいい日になるようにと祈って眠る。

とても素敵な振る舞いに見えますが、あなたはもう少し早く気持ちを切り替えてもいいかもしれません。

ツイッターなどSNSをやっていると嫌なことを言ってくる人が定期的に現れます。きっと何か嫌なことがあったんだろうなと推察はしますが、性格の悪いひねくれた言葉を投げかけてくる。そしておそらく本人はその行動さえ覚えてない。言葉の通り魔ですね。一方受け取った方は、すれ違った他人に唾をかけられたような不快な気持ちになるわけです。

嫌なことがあっても、自身の機嫌がいいときは全然気にならないんですよね。

でも、テンションが低いときは、なんてことないクソリプについイラっときてしまったりするんです。

そう考えると、ツイッターやＳＮＳは心の健康のバロメーターなのかもしれません。絶好調のときは人の自慢にすら「いいね！」をできます。少しでもＳＮＳを見ていて心がざわつくときは、スマホを自分から離れたところに置いて、散歩に出かけたりして、意識をそこからそらすことが大切です。


悪口を言ってくるような意地悪な人と同じ目線に立って、自分も意地悪な気持ちに浸ってしまうことはありません。

あなたは役者で、晴れの舞台に立っているとします。念願だった舞台から見る世界はキラキラしていて、そんなときに、舞台下から何か悪口を叫んでる人がいたとして、あなたは、「何を言ってるの？」とわざわざ舞台を降りてまで相手と同じ目線に立つ必要はないんです。

何か言ってるな、とあなたはそのまま芝居を続ければいいんです。

相手と同じ視座になったら、あなたもきっと同じように悪口を言いたくなります。そいつはまさに、あなたをドロドロの同じような醜い姿にしたい妖怪だと思ってください。

目を合わせてもダメ。あなたはあっという間に相手と同じ姿になってしまいます。

悪いニュースを見た直後でもお腹はすく

大切なのはできるだけ早く気分を切り替えることです。
見たことを忘れる努力と言ってもいいかもしれません。

胸が痛くなるような悲しいニュースが毎日テレビから流れています。どれも救いのないニュースだとしても、あなたはそれを1日引きずることはない。だって、あなたは他人の不幸を背負うことはできないんですから。悼《いた》んだあと、気持ちを切り替えるべきなんです。

つらいことがあったら、すぐに楽しいことを考える。

つらいニュースがあったあとに、すぐに楽しいことを考えようとするあなたは自分を薄情な人だと思いますか？
だったら、何分後だったら楽しいことを考えていいんでしょうか。

天災のニュースを見た直後に、「お腹がすいた」と思ったら不謹慎でしょうか。誰だってお腹はすきます。生きるために前を向いて歩くことを誰が否定できるのでしょう。

繰り返しになりますが、大切なのは、嫌なことつらいことがあったらすぐに気持ちを切り替えること。

つらい気持ちを抱え続けないこと。

あなたの中のネガティブな気持ちはあなた自身をダークサイドに引っ張り込もうとします。

しんどくて、思考が抑制され、視野も狭くなった状態でグルグルグルグル囚われた思考をしていると、だいたい悪い方向に考えは進みます。

冷静な判断ができない状態で下す選択は必然的に悪い結果を生みます。

うつ病のときは大きな選択をしない、させないことが大切になると言われるのはそのためです。

嫌いな人のことを考えるのに時間を割くほど人生は長くないしもったいない。心臓が

11

急に止まったら、最後に考えてたのが嫌いな人のことなんて最悪じゃありませんか。とりあえず好きな人とかハッピーなことについて考える方がいいのかなって。

つらいことがあったら、好きなことを考えましょう。

私がよくやるのは、嫌なことがあったら、スマホに保存したかわいい動物の写真を見ることです。

嫌なことがあった、動物の写真で癒された。気持ちが切り替わった。

このルーティンを作れば、あなたがつらい気持ちになったときに、すぐにリカバリーすることができます。

嫌なことがあったら猫の写真。これは私がたどりついた真理です。

JUST RIGHT

「～すべき」からは逃げるべき

自分に起こる全ての出来事は絶妙なタイミングで起こっていると考えると、世界が楽しくなります。

運命をあまり信じていない私ですが、都合がいいときだけ「神様が味方している」と自分に言い聞かせています。

失敗したって別になんとかなるわけで、失敗しても次にうまくいったら、きっとそれは神様に味方されてるってことかな、なんて思ったり。

人はなぜ失敗するんでしょう？　なぜ同じ失敗を繰り返すんでしょう？　絶対にダメだよという相手に惹かれたりするんでしょう？

実は人間は「〇〇してはダメ！」と言われると、そのダメな方を逆にしたくなる生き物なんです。

「押すなよ、押すなよ」と念を押すのに、結局背中を押されてしまうベテラン芸人トリオの名人芸がありますが、あれは実は人間の真理をよくついたネタなんです。

ダメだと言われるとしたくなる。それはなぜか。

人間は選択する自由が奪われそうになったとき、自分の自由を回復しようと無意識に反発してしまうんです。

つまり、**人から何かを強制されると、それに反発したくなるというわけ。**

私もなんというか、人から強制されるのが苦手なタイプで、周囲と足並みを揃えることが苦手です。

昔の話ですが、海外旅行に行くときに、当時の彼女から「絶対遅刻しないよう」に念を押されたことがあります。しかし私が家を出たのはギリギリ間に合いそうな時間になってから。

さらに電車の遅延で到着は遅れ、間一髪のタイミング。私自身は「まぁ、万が一乗り遅れてもこれもいい思い出になるかな」くらいのテンションで空港に向かったんですが、待っていた彼女にめちゃくちゃ怒られたことがあります。

ダメなことをしてしまう自分って嫌いじゃないんですよね。これって自分に甘いのでしょうか。でも、自分に優しい人ってたいてい他人にも優しいですよね。私はそういう人が好きなんです。

•KEEP IN MIND• 12 あなたの人生の審査員はあなた

ダイエット中なのに食べてしまう。

ダメだとわかってるのに彼氏のスマホを見たくなる。

親に対してひどい言動で接してしまう。

ダメだと言われたことをしてしまいたくなるのは本能なので仕方ない、責めずにどう対処するかを考えた方が有意義ではあります。

だいたいダメなことをしてしまうくらいの人の方がちょっと楽しかったり、仕方ないなぁ、とかわいがられたりする面もあるのは事実としてあるわけで、ダメな自分を誰かが愛してくれると思うだけで、明日からも生きていこうと思えるかもしれません。

この世の中には「ダメ」という制限がこれでもかというほどあって、あなたを縛っているんですよね。

これは、あなたを縛り付ける鎖なんです。この鎖には、自分よりも、他者の価値観が入ってることが多い。

「太っているよりやせている方が美しいからダイエットすべき」という考えもそう。やせたい、というあなたの意思は本当に自分で獲得したものですかと聞きたい。

やせないとモテない。化粧をしないとみっともない。ストッキングをはかないと失礼。

これらは、私たちが憎むべき「べき」の回し者ですから。そしてそれに反抗したくなるのが自然なんですよね。

ダメだと言われたら立ち止まって考えて下さい。

「その人を好きになったら不幸になるよ」と言われたら、世の中には幸福な恋愛と、不幸な恋愛のふたつしかないのか考えてもいいでしょう。

「早いうちに結婚して子供を産むべきだ」という人は、そっちの方が幸せだからと主張する。だったら、その人は子供がいない人生を経験したのかと聞きたい。

どちらが幸せかは、その当事者が決めればいい話で、誰かが決定するものではないんです。

あなたの人生の審査員はあなたしかいないんです。

「～すべき」という「べき思考」は、誰かの常識に脅迫され支配されている状態を指します。

私たちは「べき」から逃げる「べき」なのです（笑）。

JUST RIGHT

できないは
できないでOK

13

社会を生きていくために、私たちは「何かができること」を求められます。入学試験では勉強、会社に入るためには常識と教養。電車の中吊り広告は、「資格を持っていたらさらに生きやすくなる」と半ば強迫的に訴えます。

あなたは何ができますか？

私たちは常にそう問いかけられてきました。
その結果、何かができるようになりたいと思って暮らすようになります。そして、そのためにはお金や経験値が欲しいと思うようになる。ドラクエと一緒ですね。お金も薬草も武器も、たくさんあればあるほど魔物を倒すことができるし、安心できる。

何ができるのかを知ることはとても大事です。
あなたの能力をさらに伸ばして、ますます輝くことができるから。
でも私は、**何ができるのか、と同じくらい「何ができないのか」を知ることも大事だと思うんです。**

その分野の一線で活躍する人。たとえば、トップアイドルやデザイナーは、往々にして**自分は何ができないのかを知っています。**

アイドルだったら、歌、演技、ダンス、そのどれもが高いレベルでできればそれに越したことはありません。ただ、歴史と記憶に残るアイドルたちは、どこか不完全なところがありました。

少し古い話になりますが、たとえばＡＫＢ48で長くセンターを務めた前田敦子さんは、自分がグループの中で傑出した才能はないことに気付いていたそうです。それを補うために全力で歌い、踊り、誰にも負けない努力をしてきました。

そして、自分が目立つことよりも、グループが飛躍するために心血を注ぎました。その結果、超一流のアイドルとして世間に認められたわけです。

ある一流ファッションデザイナーは、デザインセンスはあっても、営業などの実務が苦手だとわかっていたので、その方面で優秀な人を雇うことで、デザインに集中できる環境を整えて、名声を確かなものにしました。

アウトソーシングという言葉があります。

ビジネスでは一般的な考え方ですね。たとえば、他の企業との競争に勝ち抜くためには、企業の核となる部分を前面に押し出して、伸ばしていかなくてはいけません。ただ、そうなると新興の企業なんかは、そこに注力したいわけで、それ以外に割く人的資源が限られます。というわけで、会社業務に必要な業務を外部の力を借りて円滑にする。そうすれば、得意なことに集中できるわけです。

• KEEP IN MIND •
13

いっそ自分は「〇〇できない」の天才だと思う

昨今、家事代行という業種がぐんぐんと成績を伸ばしていますが、これは共働き家庭の負担を減らすために生まれました。仕事と家事を同じクオリティーでこなすのはかなりの労力がいりますし、ともすればどちらも中途半端に終わってしまう。それだったら外部に委託してしまおう。とても合理的な考え方だと思います。

でも、企業の外部委託だったら納得する人も、なぜか家事に関しては眉をひそめるんです。

「私たちの時代は全部こなしていた」「女が家に入らず外で働いているから、家の掃除もできない」――こんなことを平然と思う人が現在もまだ多く存在します。

昔と比べて現在は経済的に停滞しているので、共働き家庭が増えるのは仕方ないことです。だったら、その中で自分ができないことを最初から理解して、アウトソーシングするのはとても理にかなったことだと思うんです。

「自分は○○ができる」と思っていると自分を追い込んでしまいます。

でも、「自分は○○ができない」「○○が苦手だ」と口に出すだけで、一気に楽になるでしょう。

いっそ発想を転換して、自分は「○○できない」の天才だと考えてもいいかもしれません。たとえば「家事怠け者界のトップ」「1億2000万人中のトップに躍り出たー」なんて口に出したら、楽しい気分になるのではないでしょうか。「1億2000万人から2000万人を抜いて1億位に順位を上げた」なんて実況中継したら、苦手な家事も少しだけ楽になるかもしれません。

大事なのは、できないことをきちんと把握して、堂々と主張していくこと。

私のダメさを知っている同期に、「ルンバを買うと、ルンバのために床を自然に片付けるようになるからますますきれいになる」と言われて信じて買いましたが大ウソでした（私の問題ではありますが）。やはり、自身の無力さは他人以上に自身が正しく把握する必要があります。

無差別級の人生をどう生きるか

自分はダメ人間なのにこんなに頑張ってて偉いでしょ、ぐらいのゆる〜いテンションでいるのがよいかなと思います。

私は横の上司の机がきれいなものだから、はみ出して使っていたため怒られたことがあるんですね。でも、最近ははみ出していないだけで褒められる。朝も起きられずギリギリを攻めているので、たまに早く行くだけで感心される。

家庭用ゲームでレーシングゲームをやったとき、難しくて全然クリアできなかったけど、ビギナー・初心者モードにしたら簡単にクリアできるのと一緒です。

あなたが所属するそのクラスで最高得点を狙えばいいんです。

ボクシングというスポーツがあります。ボクシングには、その人の体重に合わせた階級があって、同じような重さの人同士が戦います(無差別級というものもありますが)。体重の重さで厳密にクラスを分けて、比較的近しい条件の中で戦わせて、チャンピオンを決めます。だから、各階級に世界王者がいます。

普通、世界王者と聞くとたったひとりだと思いますよね。でも、ボクシングは、各クラスにひとりずついる。さらに、ボクシング団体がいくつもあるので、チャンピオンがたくさんいるんです。１００メートル走の金メダリストはひとりだと考えれば、なんとも不思議な話にも思えますけど、たくさん戦える場があるというのは素敵なシステムだと思うんです。

でもね、人生って無差別級なんです。

とにかくいろんな能力が優れた人たちと、オールラウンドで戦わなくてはいけない。世界中の家事や仕事の優れた人と、総合力で戦うことを求められる。無理じゃないですか？

だったら、心の中で階級分けをしたらどうでしょう。

たとえば、片付けの技能別でランク分けをする。そして、自分はどのランクなのかと考える。玄関の靴を片付けられる幼稚園クラス。デスクの上をきれいに整頓できる、小1クラス。本棚をきれいにできる、小学校高学年クラス。

自分が所属するその階級の中で善戦していることを褒めてほしいですよね。

小さい頃、親は私たち子供の特徴をよくわかってくれていたから、普段得意じゃないことを頑張ったときに褒めてくれましたよね。

苦手な野菜を食べられた。

偉い！

寝る前に明日の支度をした。

偉い！

あの視点を自分にも投入するんです。**あなた自身があなたのことを一番理解しているはずだから。**

できないものはできない。そう思っていた方が楽です。無理して良く見せておく必要はない。自分の状況をちゃんと認識しておくことが大事なんです。

人が作ったルールから自由になる

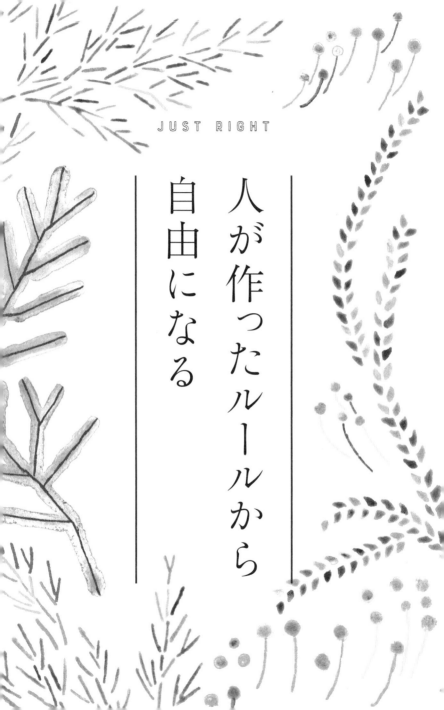

郵便はがき

お手数ですが
切手を
お貼りください

1 5 0 - 8 4 8 2

東京都渋谷区恵比寿4-4-9
えびす大黒ビル
ワニブックス 書籍編集部

お買い求めいただいた本のタイトル

本書をお買い上げいただきまして、誠にありがとうございます。
本アンケートにお答えいただけたら幸いです。
ご返信いただいた方の中から、
抽選で毎月5名様に図書カード(500円分)をプレゼントします。

ご住所 〒

TEL(　　-　　-　　)

(ふりがな)
お名前

ご職業

年齢　　歳

性別　男・女

いただいたご感想を、新聞広告などに匿名で使用してもよろしいですか?　(はい・いいえ)

※ご記入いただいた「個人情報」は、許可なく他の目的で使用することはありません。
※いただいたご感想は、一部内容を改変させていただく可能性があります。

●この本をどこでお知りになりましたか?(複数回答可)

1. 書店で実物を見て　2. 知人にすすめられて
3. テレビで観た(番組名:　)
4. ラジオで聴いた(番組名:　)
5. 新聞・雑誌の書評や記事(紙・誌名:　)
6. インターネットで(具体的に:　)
7. 新聞広告(　新聞)　8. その他(　)

●購入された動機は何ですか?(複数回答可)

1. タイトルにひかれた　2. テーマに興味をもった
3. 装丁・デザインにひかれた　4. 広告や書評にひかれた
5. その他(　)

●この本で特に良かったページはありますか?

[　]

●最近気になる人や話題はありますか?

[　]

●この本についてのご意見・ご感想をお書きください。

[　]

以上となります。ご協力ありがとうございました。

14

医師として患者さんを診察していると、自分が生きているのは自分の人生だと気付いていない方が多くいます。

特に「〜しなきゃいけない」と誰かが作ったルールに縛られ、勝手に息苦しさを感じてしまっている人がたくさんいます。

「週に1回は掃除機をかけなきゃいけない」「皿洗いはためてはいけない」「外に出るときは化粧をしなきゃいけない」――誰が決めたのかわからないですが、自由にしたらいいと思うんですよね。

最近、マナーというもののうさん臭さがよく取り上げられますね。マナー講師と呼ばれる人たちが作り上げた幻想という声さえあります。

コロナ禍でめっきりその機会も減りましたが、レストランでも、マナーがよくわからないし、恥をかきたくないから行くのをためらうという悩みを聞いたこともあります。

私は基本的に、人に迷惑をかけなければいいや、くらいの考え方の持ち主なので、どんなレストランでも、シチュエーションでも、あまり緊張することはありません。

イタリアンやフレンチ。少し高級ということもあって、やたらオシャレぶって語られますが、なんでそんなに緊張するのか不思議に思うことがあります。

たとえば、海外に行ったときにそんなに彼らがマナーに気を付けているかというとそんなことはありません。

ワイングラスは脚を持つ、と習った気がしましたが、楽しそうに談笑しながら食事をしていたフランス人は、グラスのボディを持ってごくごくとワインを飲んでいました。イタリアンもフレンチも彼らの日常の食事なんだと思ったんです。

基本的に海外の食事のマナーは他人に迷惑をかけないことだと聞いたことがあります。そういうと、「迷惑をかけないように」と厳格に育てられてきた良家の子女たちは萎縮《いしゅく》してしまいそうですが、「迷惑をかけない」のハードルはかなり低いんですよね。

言ってしまえばたったひとつ。

「食事をしている他のお客さんを不快にさせない」ことです。

自分の横の席の人がクチャクチャ食べていたらいい気持ちはしないですよね。酔っ払って大声で会話をしている人がいたら、こっちの会話もテンションが下がってしまい

14

ます。

逆に、隣の席の人が、ナイフとフォークを間違った使い方をしたらどう思いますか？なんとも思わないのではないでしょうか。

そもそもそこまで他人のテーブルのことなんて見ていませんよね。ということは、あなたのことだって別に誰も見ていないんです。だから、最低限、「他人を不快にさせない」というルールさえ守って、食事を楽しめばいいんです。

ストレスはドS

これってあなたの日常生活にも同じことが言えると思います。

何日もお風呂に入らないのは、夏なんて匂ってしまいますからどうかと思いますが、1日くらいお風呂に入らないからって誰もとがめたりしませんよね。

食事を作るのが面倒だからって、スーパーで買ってきた惣菜やウーバーイーツを頼んだって、きれいなお皿に盛り付ければ、誰もあなたを責める権利はありません。

わざわざあなたの私生活に口を出してくるのは、自分の人生より他人のことが気になってしかたがない暇な人たちなんです。

その人たちの目を気にして生きるなんてアホらしいですよね。何かが嫌だなと思ったら、甘えてもいいんです。自分を甘やかすことを我慢しなくていいんです。

何もできない、ダメな人間なんですって言う人がいるけど、だいたいきちんと診療の時間に遅れずに診察に来ている。歯を食いしばって生きています。

だから、時には自分を甘やかしてください。

私のところに来る患者さんはみんな素晴らしいんです。朝起きて、別に1日くらい磨かなくても問題ない歯を毎日磨いて、顔を洗い、服を選んで、着て、化粧をして。子供のご飯を作って送り出して病院に来る。人によってはそのまま仕事に行って、子供のご飯を作って、寝かしつけをする。

めちゃくちゃできているじゃないですか。

結局日常って頑張りの連続でできてることだらけなんですが、それが当たり前になって見逃しちゃっているんですね。**他者の評価を気にして、結果的に縛られている。**

14

どれだけ皆さんは他人の目が好きなんでしょう。

自分がつらくなったら逃げ出せばいいんです。ストレスはあなたに耐性があると思った瞬間、あなたをもっと苦しめようと意地悪します。ストレスってやつはドSなんです。つらいと思ったら、我慢しなくていいんです。

ストレスはそうやってすぐに白旗をあげる人に興味はないらしくて、すぐに去っていきますから。

他人が作ったルールに縛られず、我慢をしない生き方を目指してくださいね。

JUST RIGHT

見栄を張らない

• KEEP IN MIND •

15

世の中を楽しく生きるのに大事なのは、見栄を張らないことだと思っています。自分の能力以上に自分を見せようとしない。これに尽きると思っています。

ちょっとだけ背伸びをして都心に住む。発泡酒ではなくビールを買う。近くの激安スーパーではなく成城石井でお菓子を買う。コンビニではなくスタバでコーヒーを買う。値段に見合う価値がある、という意見はその通りだと思うのですが、それ以上にその行為をすることに慣れ過ぎてしまって、ランクを落とせないと思ってしまうことが問題だと感じることもあります。

都心の賃貸から、一戸建てを購入して郊外に引っ越した知り合いに対し、陰で「都落ち」と呼ぶ人がいました。そう呼んだ人はきっと、都心に住み続けることに、プライドと人生を懸けているのかもしれません。もしそうだとしたら、なんてつらそうな人生なんだろうと、私は同情します。

一度、自分の中で見栄を張ると、それを継続しなければいけません。

あなたはなんのために毎日頑張って働いているのでしょうか。

都心に住むため？
いいマンションに住むため？
きっと違いますよね。変に見栄を張って生きることがあなたをどれだけ苦しめているか考えてください。

見栄を張ることは、「劣等感を隠すための権威付け」です。

医者は医大を卒業したら2年間、研修医として働きます。初期臨床研修といいますが、臨床をやる医者になる人間は全員行うものです。

病院の各科をローテートし、広く浅く各科のことを学び、その後専門科に進みます。履歴書に書くときは○○病院研修医、の一行で終わりです。

しかしメディアなどで活躍している医師の中には、大した経歴がないのを水増しというか立派に見せるため、「○○病院にて麻酔科、外科、救急科など各科で研鑽を積み～」と表現している人間などもいます。これはファミレスでバイトしていた人間が「大手レストランで和食、中華、イタリアンなどの修業をして～」などと書くのと同じくらいの見栄っ張りです。

この先生が麻酔のことについてどれだけ知っているかといったら、きっと研修した以上の技術も知見もない（ことが多い）わけで、いざその対処を求められたらきっとオロオロすると思うんです。その結果、大きな迷惑をかけることだって想定できます。

どんな業界でも正直に、見栄を張らず自身の能力を伝えていくことが大切ですよね。自分の収入が郊外に住むのでいっぱいいっぱいなら、その中でいい場所を見つけて楽しく暮らせばいい。都心に住んでないとバカにするような友人とは距離を置けばいい。見栄を張らないと付き合えないような友人は、そもそもあなたと釣り合ってないんだと気持ちを切り替えてください。

2〜3回くらい同じ失敗をすることもある

私は酒で失敗をすることがあるんですね。飲み過ぎて記憶を失って、目が覚めると家で下着一枚で寝ていたりする。昨日のことはほとんど記憶にないけど、心配した同僚からのメッセージがいくつか入っていたので、きっとフラフラで帰宅したのでしょう。

失敗した翌日も仕事があるわけで、顔を合わすのが恥ずかしいと思うところを、私は気持ちを切り替えて、「酒で本性が出るのだとしたら、あんなにポンコツな本性なのに普段しっかり仕事してて逆にめちゃくちゃ偉いでしょ、むしろ褒めてくれ」という顔をして（どんな顔かは想像にお任せします）堂々と出勤するんです。

そうするとみんなは意外と何も言ってこないもの。その日は、いつにも増して、堂々と仕事をするんです。

そうすると、どうなるか。

酒の場では粗相《そそう》もするけど、仕事はしっかりしている人。という認知をされるわけです。

酒の場がダメだから、仕事もダメに違いない、と絶対に関連付けをさせないところは大事だと思っています。

もし、また同じ失敗を繰り返したとしても、あなた自身の評価は変わらないでしょう。

違う立場に立ったら、同じ失敗を2回しないようにすることは大切だけど、2回くらい同じ失敗をすることもあるよね、と考えるのも大切です。

特に部下などを管理する立場の人は、失敗をする可能性があること、能力が低いことを事前にちゃんと伝えてもらっていれば、万が一のときに対応しやすいのではないでしょうか。あなたの心の負担も減ることでしょう。

自分のキャパシティーを周囲に伝えることは、ある意味、コミュニケーションのひとつなのです。

JUST RIGHT

好きなこと、
楽しいことを書き出す

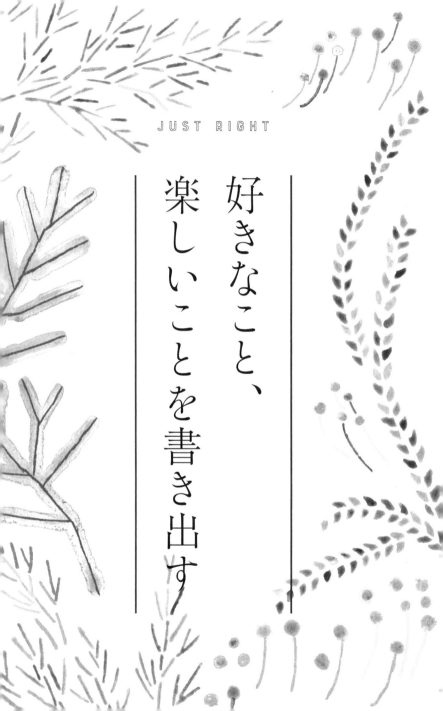

16

朝起きて、睡眠時間は足りているはずなのに気分がすっきりしない。そのままなんとなく1日が始まって、つまらない気持ちを抱えたまま夜になる。昼に何を食べたかを思い出せない。会社の同僚と何を話したのかもよく覚えてない。たまに友達とランチに行くと、そのときは楽しいけど、家に帰ったらまた明日から始まる毎日にうんざりした気持ちになる。

あなたは毎日をそんなふうに無為に過ごしていませんか。

あなたの悩みはなんでしょう。

将来？　パートナーがいないこと？　仕事？　家族との関係？　失礼な友人との付き合い方？

嫌なことがはっきりしているのなら、それをクリアにする方法を考えればいいと思いますが、もし、あなたの嫌なことや不安が漠然としていると、未知から来る恐怖が襲ってきます。

その正体は何なのでしょう。どうしたらその恐怖に打ち勝てるのでしょう。おすすめしたいのは、不安を文字にして「書き出す」こと。**漠然とした不安を紙に書き出し、明確に整理することで、不安が消えていくというものです。**

でもそういった不安はあなたを苦しめるためにいるだけで、あなたが楽しいことに夢中になっている間に、あっという間にいなくなるかもしれません。

幸せを呼ぶ習慣

私がおすすめしたいのは、楽しいことも文字にしてアウトプットすることです。文字といっても必ずしもペンで書く必要はありません。ツイッターなどのＳＮＳに書いてもいいんです。人に見られるのが嫌だったら非公開のアカウントを作って、そこにメモ代わりに書き溜めていってもいいと思います。

16

よくある手法ですが、その日にあったうれしい出来事をノートに3つ書き出すといいと言われています。あとからそのノートを見返すことで、楽しい気分を取り戻すこともできます。

人間はとても残念なことに、楽しかったことより、嫌なことの方が強く記憶に残ります。これは大昔、人間が動物として生活していたころの名残で、嫌な記憶＝危険であるため、これを強く記憶することは生存本能であるとも言えるわけです。

そんなわけで嫌な記憶、つらい記憶がいまだに記憶に残ってあなたを苦しめていませんか。

私もふとした瞬間に、学生時代の授業中に先生に当てられて、頭が真っ白になってまったく答えられなかった瞬間を、今でも何度も思い出します。

人間の中にはつらい記憶ほど強く残る。それゆえ、あなたの脳に楽しいことを刷り込むことが大事なんです。

眠る前に楽しかったことを書き出すだけで、日々の満足度が上がったり、気分がよくなったりすると言われています。

楽しいことを眠る前に思い出す。その前向きな習慣を持つだけで、あなたの脳は幸せに向かっているとも言えます。

楽しいこと専用ツイッターアカウントのつぶやきを見返すだけでもハッピーになります。

些細《ささい》なことでも、あなたが幸せだと感じたことを書き出したことが、あなたの幸せを約束すると言ってもいい。この手法にルールはありませんから、自分が好きなことを、形として残せばいいんです。

いい人は「都合のいい人」

私の友人がSNSで実際にやっていたのは、犬のかわいらしい動画を集めることでした。彼女はペット好きの優しい子で、感受性が豊かだけど、自己評価が低く、ふとしたことから気持ちがネガティブに振れてしまうことが多かったのですが、犬の動画を集めて、それを自分でも発信するようになったら気持ちが楽になったのかとても楽しそうなんですね。

楽しいこと、好きなことに触れていたいという気持ちが彼女にいい反応をもたらしたのかもしれません。

動物ではなくても、好きなアイドルや、声優さん、なんでもいいので好きな人・もののことを考えるといいのかなって。推しがいるというのは幸せなことだと思います。推しがいると心を支えてもらえることがある気がするんですよね。推しはあなたに大きな幸せをもたらしてくれることがあるかもしれません。

「好きなことがあるということはそれだけで朝起きる理由になる」と言ったのは、お笑いコンビ・オードリー若林さんの言葉ですが、とても素敵な表現だと思いました。推しがいる人はどんどん幸せになってください。

もし、誰にも言えないような嫌なことがあったら、洗いざらい紙に書き殴って、そのあとビリッビリに破り捨てるのもおすすめです。騙されたと思って一度試してください。

もしスッキリしなくても「藤野に騙された」ぐらいに思ったら、怒りの矛先が私に向いて、もともとあった嫌な気持ちを少しは忘れられるかもしれません。

「いい人」を目指すと、ただの誰かにとっての「都合のいい人」になってしまう危険性があります。嫌なことは嫌と言いましょう。

でも、嫌なことを大きな声で言うことができない日もある。そんなときは、記憶の上書きです。寝る前に楽しかったことを思い出す。嫌な相手の連絡先やLINEのやりとりも消去すればいい。

お寺で、過去のお札を焼いたりする儀式がありますよね。お焚き上げというんですが、それと一緒で、悪いことが起きたときには、その悪いことと関連している品物をお焚き上げすれば縁を切れます。

悪い縁を切ることで、徐々に良い縁が増えていくとされています。

あなたに必要なのは、推しを作ることと、人生のお焚き上げです。

• KEEP IN MIND •

16

寝る前は楽しいことを考える。
嫌なことがあったら記憶から消す。
人生はこの2本立て上映でいかがでしょう。大ヒット間違いなしです。

JUST RIGHT

イライラとしたら、笑笑《わらわら》と変換する

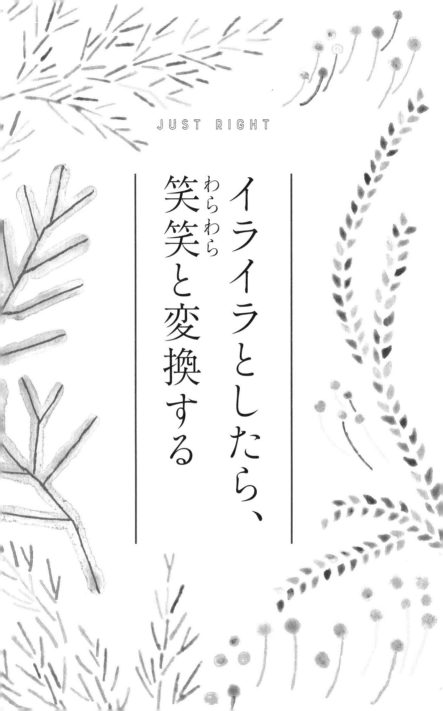

怒りという感情は誰にだってあります。

怒りとは自然な感情です。相手に攻撃的な態度を取られたときに、自分自身を守るためにあるからです。身体の安全や、社会人としての尊厳が傷つけられたとき、怒りという感情を使うことで、危険から自分を守ろうとするのです。

怒りを感じること自体は悪いことではありません。

ただ、「ムカついたことを言われた」気持ちが一日中持続したとすれば、決していいことではありません。怒りのエネルギーはあなたの感情のバランスを崩すだけの力を持っています。怒りがあなたの心を食い散らかしてしまうことは避けなければいけません。

最近人気なのが、アンガーマネジメントです。

怒りという感情が生じてくる根本にある認知、つまり物事に対する捉え方を変えることで怒りやそれに対する行動の変容、感情のコントロールを目指すものです。

怒りの感情というのが湧くこと自体は仕方のないことで、それとどう付き合っていくかというのが課題なんですね。

それこそ、6秒間じっとこらえる、怒りの対象から物理的に離れる、などいろいろな対処法が広く知られるようになってきましたが、個人的には同じ目線に立たないことが一番大切だと思います。

争いは同じレベルでしか生じない、とよく言われることですが、場合によっては自分が圧倒的に上だったり、離れた客観的立場に立てるといいのかもしれません。

大きなトラブルになるとき、多くの場合いわゆる「無敵の人」ではないですが、相手は失うものがないか、あってもそれを考えられないくらい短絡的なこともあります。失うものがある側は、戦うだけ「損」です。

嫌だと感じた相手を好きになるコツ

運転中、無理やり前に入ってきた車。それだけでもイラッとしているのに、サンキューを意味するハザードも出されなかった。あなたのイライラは一気に頂点に達します。

あなたはきっとそのあとに煽り運転をするような人ではありませんから、そのイライ

17

ラを職場まで抱えて、憂鬱な1日をスタートすることになるのです。

大事なのは、すぐに忘れること。とにかく忘れるという形で無理やり消し去る、のではなく、きちんと正しく理解して処理することが大事です。

相手と同じ目線に立たないこと。

相手の心情をいい方に推察すること。

嫌なことはすぐに忘れましょう。そして、自分も同じような嫌がらせをしないように気をつけましょう。

そして、もし心の余裕があったら、相手がなぜ急に割り込んできて、ハザードを出せなかったのかを、いいように解釈しましょう。

もしかするとこのあたりの道に慣れていない初心者なのでは？

地方から来たばかりで余裕がないのでは？

などなど。

自分の都合のいいように解釈をするというのは悪くありません。極端な言い方をすれば、嫌だと感じた相手を好きになる工夫をするんです。

そう考えた瞬間、あなたの周りの世界が一気に素敵なものに変わっていくような気がします。

駅で肩がぶつかって、何も言わずに立ち去ったサラリーマンに呪いをかけるのではなく、もしかすると子供が病気で慌てて家に帰ろうとしているのかも、と思う。

自分にとってその人を嫌いにならないストーリーを組み立てるんです。

もちろん、あからさまに嫌がらせをしてくる相手を好きになる必要はありませんので、そのときはすぐに距離を置いてください。

車も人間関係も、適切な距離が大事なのです。

イライラをぶつける相手を探している？

そして、私がお勧めしたいのが、怒りを感じた瞬間に違う感情に変換する方法です。

ある有名な女性タレントの方がＴｗｉｔｔｅｒでお話ししていたのが、イライラした瞬間に、その感情を「ムラムラ」に頭の中で置き換えるんですって。私はこれを聞いて大笑いしました。

信号待ちが長くて、ムラムラした。

受付担当者の要領が悪くてムラムラした。

ムラムラしている自分を思うだけでも、頭の中でクスってなりますよね。いかがでしょうか？　私はとても素敵な方法だと思います。

私も嫌なことがあったら、イライラを「笑笑《わらわら》」に直しています。

どこかの居酒屋みたいですが、「ワラワラ」という字を頭に浮かべるだけで、気持ちが楽になるのでおすすめですよ。

最近、常に何かに怒っている人が多い気がするんですよね。何かにイライラしたら「ムラムラ」「ワラワラ」で乗り切りましょう。

「イライラするような出来事が多過ぎる」と思う方は、まずはその入り口を疑ってみてください。

もしかすると、ずっとイラついている自分がいて、それをぶつける対象を探しているだけかもしれません。

そんなに怒るようなことか、自分自身に問いかけてみてもいいですね。

テレビをつければワイドショーでは無法ドライバーやクレーマー、ゴミの不法投棄など、社会ルールを守らない人々の特集をやっていますが、そんなものばかり見ているのが原因かもしれません。

自分の気持ちがネガティブに引っ張られそうなときは、すぐにチャンネルを変えましょう。いえ、テレビを消し、ＳＮＳを見るのもやめて、深呼吸をするのもいいですね。

怒りはどこからやってきたのか。

怒りとどう付き合うべきか。

• KEEP IN MIND •

17

自身を客観視して、分析して受け入れられると、少しは冷静になれるかもしれません。
楽しいことを考えて毎日を過ごそうじゃありませんか。

JUST RIGHT

ほどほどに
ぐうたらする

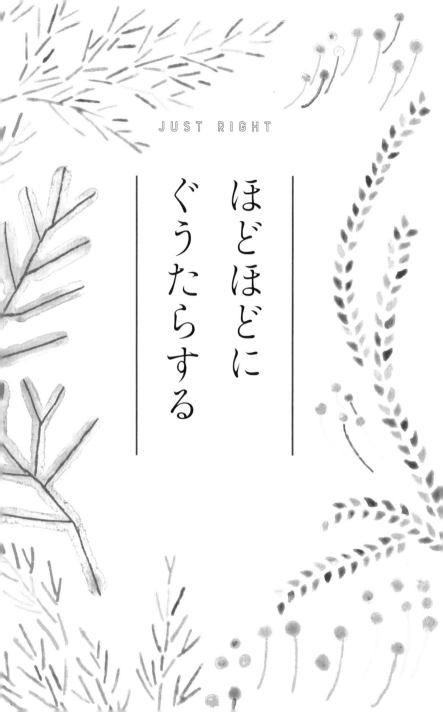

• KEEP IN MIND •

18

あなたの部屋には消耗品のストックはどれくらいありますか？

トイレットペーパーに洗剤、シャンプーに洗顔フォームに化粧水。調味料もストックがあるという方も多いのではないでしょうか。

新型コロナウイルスの影響で、マスクに加えてトイレットペーパーの買い占めが起こりました。「ダメだ」と禁止されればされるほど衝動を抑えにくくなる、誰かが買っているのではと焦って欲しくなる。我慢しなくてはと思うと、ますます買いたくなってしまう。

禁断の恋が盛り上がるのと同じですね。いわゆるカリギュラ効果といわれる現象ですが、それとはまったく別に、あなたの心を縛っていることがたくさんあります。

それは、何かをしようという能動的な行動ではなく、「〜しなくてはいけない」と思ってしまうこと。強迫観念のように、それに囚われてしまう方が本当に多いんですね。

そういうタイプの人は、ストックを溜め込んでしまいます。

あなたは、生活必需品を「在庫がなくなる前に買っておかなくては」という不安はありませんか。

防災上の観点から、ある程度のストックを自宅に用意することはいい、ということはわかっていますが、それとは別に、なくなることが不安で買いだめてしまうという方が意外と多いんです。

毎日決まった時間にご飯を作らなくてはいけないというプレッシャーも同じです。作るのが大変だったら惣菜を買ってきてもいいし、出前を頼んだっていいんです。

でも、「ストックがなくなる前に買わないといけない」「ご飯を毎日作らないといけない」というのは、きっとあなたが決めたルールなんです。

世の中には、誰かが決めたルールがたくさんあります。

ほこりがたまる前に掃除をする。

洗濯物はためない。

風呂のお湯は毎日入れる。

こういったノルマがあなたを苦しめていませんか。

部屋は週に1回掃除しなきゃいけないと、誰が決めたのでしょう?

• KEEP IN MIND •

18

洗濯機がパンパンになってから洗濯した方が効率的では？

2日に1回シャワーを浴びる方が経済的では？

母方の祖父が昔、トイレットペーパーをよく食卓で使っていました。

幼少期の私の中には「トイレットペーパーはトイレで使うもの」という先入観があったからなんとなく違和感がありました。

しかしひとり暮らしをはじめ、気付くとティッシュが切れている。しかし鼻はかみたいしどうしよう、と思ったときに私はついに一線を越えトイレットペーパーを食卓に導入しました。

いざ使ってみると、何かこぼしたときにも使えるし、とてもいいわけです。いかに自身で無駄にルールを作り縛ってしまっているか実感しました。ただ、トイレットペーパーで鼻をかみ続けると皮がむけてくるのであまりおすすめはしませんが。

ぐうたらは悟りの境地

そんなわけで、発想を転換するだけで、あなたはずいぶんと楽になるはず。

きっとこれはちょっとしたぐうたらのすすめなんです。

ぐうたら、ぐうたら。

ぐうたらの語源は「愚か」で「たるんでいる」様子を表していたと言われていますが、とても素敵な言葉だと思いませんか。いつものんびりして、争いはせず、人のことは気にせず、いつもおっとり。

もしかするとぐうたらは悟りの境地なのかもしれません。

というのも、人間というのは嫌なことは考えないようにしようと思った時点で考えてしまっている、というジレンマがあるんですね。蚊に刺されたらかゆみのことばかり気になるのも同じです。

でも、他のことをしていると、あっという間にそのかゆさのことなんて忘れてしまう。人間の心なんて、意外と単純だったりするんだなって思うんです。

何かのプレッシャーがあなたを縛っているなら、他のことに熱中するのがいいと思います。好きなアイドルの舞台を見に来ているに、トイレットペーパーの在庫のことなんて気にならないでしょう。

楽しいことだけ考えて、嫌なことは自然と忘れてしまうのがベスト。

ぐうたらと楽しいことを考えて、ギリギリでちょっと慌てて……それも人間らしくていいじゃないって思いませんか。

JUST RIGHT

ジャンクフードを食べて後悔しない

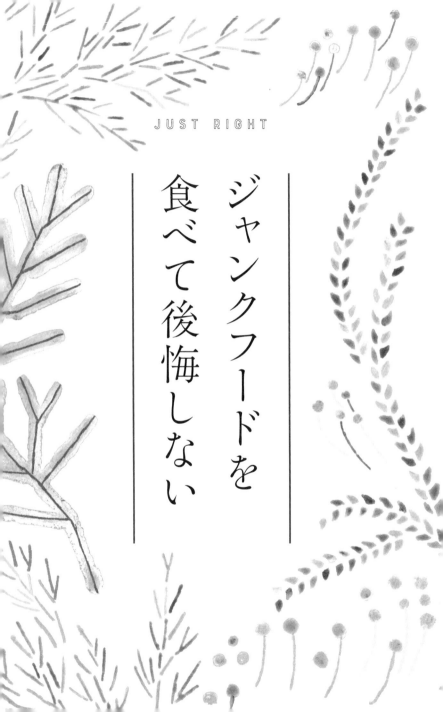

• KEEP IN MIND •

19

人間は何か新しいことを始めようとすると、思わず完璧を目指したくなります。


英語が話せるようになりたいから英会話を習う。

やせたいからジムに通う。

自炊をするためにいい鍋を買う。


皆さんも身に覚えがあると思うのですが、始めて数週間は楽しい気持ちが持続して、「このまま永遠に続けられそうだ！」なんて思ったのも束の間、あっという間に飽きてしまう。そう、あなたであり私のことでもあります。


何かを求めるときに、パーフェクトを目指すと息苦しくなることは、この本を読んでいただいている皆さんにはもうおわかりいただけてますよね。

大切なのは「どこを目指すか」ではないかと思うんです。

たとえば、ダイエットだったら、どうなりたいのか。今すぐ10キロやせたいのか、少しでいいからお腹の肉を減らしたいのか。

高い目標を掲げるのは悪いことではありませんが、上を目指し過ぎると、きっと肩もこりますし、息も詰まります。自分のできる範囲で幸せを探した方がいいのかもしれません。自分が作ったルールに縛られて窮屈になります。

目標を作って、その結果どうなりたいのかが大事なんだと思います。やせてきれいになりたい、英語を使った仕事がしたい。

でも、あなたが抱いている観念や価値観だって明日には変わってしまうかもしれません。海外までひとっ飛びで行けて、ネットが世界中をつなぐ時代、常識やルールなんて飛行機に乗って国境を跨いだ瞬間、あるいはワンクリックの瞬間に変わってしまう。だったらそれに縛られるだけ無駄だと思うことがあります。

「ジャンクフードを食べて後悔しない」というこの章のタイトルには、価値観に囚われ過ぎない、そしてもっと気楽に生きてほしいという思いが込められています。

私が小さい頃は「コーラは体によくない」と言われて育ちました。確かに糖分がたくさん入っているので、飲み過ぎがよくないのは間違いありませんが（これはコーラに限らず、どんなソフトドリンクにも言えることです）、今ではコーラを嫌悪する人は少なくなりました。適度に飲む分には、リフレッシュできていいのではと思います。

今を楽しめない人は、将来も楽しめない

以前、海外のニュースで炭酸飲料好きの100歳のおばあさんが話題になっていました。その女性は昔からそのドリンクに目がなくて、1日1本飲むことが生き甲斐だったと言います。でも、健康診断のたびに、医者から「量を減らしなさい」と注意されてきたんだとか。

でも、おばあさんは決して自分の好きな炭酸を飲む習慣を改めませんでした。

その結果どうなったかといえば、「私に忠告してきた医者たちはみんな私より先に死んだわ」とおばあさんは楽しそうに笑ったとか。

この話からは多くの学ぶ点があります。

誰かの決めた価値観より自分の気持ちを優先したこと。
自分のルールを守り通したこと。
そして、何よりおばあさんが楽しそうなこと。

おばあさんに忠告を続けた医師たちは、きっとおばあさんのためを思って小言を言い続けたんだと思います。でも、**そんなことを気にしなかったおばあさんが、一番人生を楽しんでいたんじゃないかって思うんですよね。**

「ジャンクフードはやめた方がいいよ」「自炊した方がいいよ」「外に出るときは化粧くらいした方がいいよ」なんてお説教をする人がいますが、余計なお世話ですよね。聞く耳を持つ必要はありません。
そういったお説教好きな人よりも、何倍もの時間を使って、自分は自分のことを考えているわけです。その選択肢に至った自分を認めてあげていいんです。

我慢をできずにポテトチップスを食べちゃった。

だって食べたかったんですよね。仕方ない。

だったら、今日はそれをおいしくいただいて、明日からまた考えればいいじゃないですか。

今を楽しめない人は、将来を楽しむこともできません。

貯金をして、健康に気を遣って生きても、ようやく老後を迎えたときは、財政破綻して貯金が足りなくなってしまったり、思いがけない病気にかかって歩けなくなったり。

人間にはどんな人生が待っているかわからないのです。

今を楽しむ。そして、その中でできる限りのことをする。

自分の弱さが招いてしまった目の前のことだって、甘んじて受け入れて、明日から頑張ろうと思えばいいんです。

JUST RIGHT

死を思う

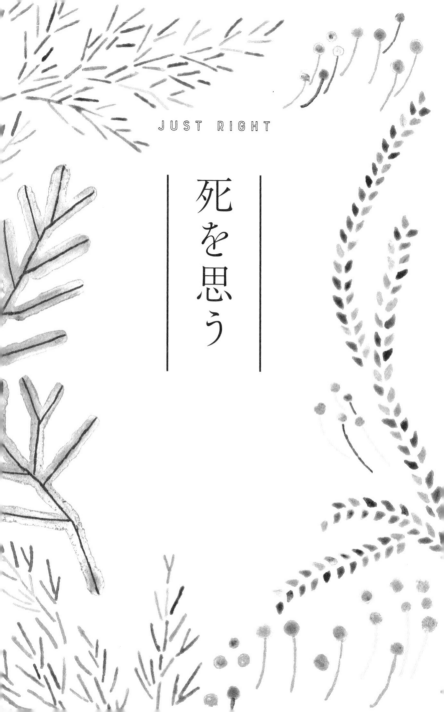

20

人生は有限です。あなたに残された時間は、実は限られています。あなたは死へと向かって確実に進んでいる。そう考えたとき、あなたの大切な時間を、嫌なこと、嫌な人に割く時間なんてありません。

私の知人はその日に食べた夕食を「最後の晩餐」というハッシュタグとともに投稿しています。これはもちろん彼一流のギャグですが、この投稿を見たときにずいぶん思うところがあったんです。

それは、誰かにとっては本当に昨夜の食事が最後の晩餐だったかもしれない。昨今は、天災などでいきなり人命が奪われる悲しい事故が相次いでいますが、自分の人生にいつ幕が下りるかなんて誰もわからないわけです。

災害で命を落とした方も、まさか自分が次の瞬間には命を落としているなんて思っていなかったわけで、そう考えると私たちの人生なんてまさに死と隣り合わせなんです。

「メメント・モリ」というラテン語があります。

直訳すると死を思え。

いつ死ぬかわからないと思って毎日を大切に生きなさい、というメッセージだと理解しています。

最後の晩餐の投稿はまさに、そのことを思い出させてくれました。毎日を一生懸命生きる。そして、次の朝にはリセットした新しい人生が始まる。


コロナ時代、これだけ死と隣り合わせた時代を生き抜こうとしています。

最後の瞬間に嫌な仕事をしている。

嫌な人のことを考えている。


こんなにもったいないことはありません。


でも、なんでそんなことをしているのかをよくよく考えてみると、きっとみんなまだ**まだ自分が死なないと思っている**からなんですよね。

今日1日くらいは嫌なことは我慢できる。少しくらいだったら我慢できる。

そう思って嫌なことをひたすら耐えているのです。

20

でも、あなたの日常は明日も訪れるとは限りません。

日本では1日3000人くらいが亡くなっています。明日も普通に朝が来ると思っているけれども、自分が死なない保証がどこにもないんです。

私も「本を書くなら、十数年、医師として経験を積んでからにしたらどうだ」なんて言われたことが何回かあります。

でも、私には持病もありますし、十数年後に生きている確たる保証はないんです。そしてその十数年後の私が書く本に果たして今以上の需要があるのかも疑問が残ります。そういうことを言っている人は、きっと何もせずに人生を終えると思うんです。

1冊目の『あきらめると、うまくいく』を出版したときも、「自分が早く死ぬと思っているからそういう考え方ができるのだろう、参考にならない」という指摘をいただきました。

もちろんそうかもしれませんが、ではなぜ自分が早く死なないと思えるのでしょう。

私たちの人生は終わりのある1本のドラマです。そして人生は有限です。自分以外は誰も見てないかもしれないけど、あなたの人生はあなたにとって最高のコンテンツなのです。

素晴らしい感動のエンディングのあるコンテンツはやはり人を魅了しますよね。でもそんな映画ばかりではありません。

同じように、何かを一生懸命追い求めた主人公の姿もやはり人の心を打ちます。

悲しい結末だったけど、なぜか心に残る作品もあります。

あなたはどんなコンテンツの主役になりますか？

主役はあなた、脚本もあなた。すでに撮影は始まっています。最後に「面白かった！」と言えるような作品にするために、ちょっと考え方や流れを変えるテコ入れをしてもいいのかもしれません。

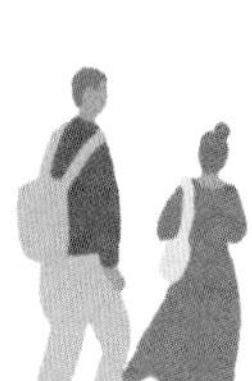

CHAPTER 3

自分を愛す
魔法の心がけ

SELF LOVE

どんなに自分は大丈夫だと思っていても、気持ちが落ち込んでしまう日はあります。

ちょっとしたことで驚くほど気持ちが沈んでしまって、そのうち元に戻るだろうと思っていると、リカバリーするのに意外と時間がかかってしまうことがあります。

鬱々《うつうつ》した気持ちでいても、いいことはありません。落ち込んだときこそ試したいのが、自分を好きになる10の心がけ。

落ち込んだ気持ちを早めに切り替えて、楽しい毎日を送りましょう。

1

POINT

好きな言葉を口に出す

1

脳内をハッピーでカラフルなインクで満たす

気分が上がらないとき、自分のご機嫌をとるにはどうしたらいいのでしょう？

簡単なのは、自分が心地いいと感じる言葉をつぶやくことです。もちろん人に聞こえないくらいの小さな声で。

自分の心を作っているのは、自分の言葉であることに気付いてない人が多いように思います。たとえ、誰かに向かって言った悪口だって、一番初めに聞くのは自分です。

嫌なことを話すときは、顔も険しくなりますすよね。同じように、楽しいことを話しているときのあなたはきっと素敵な顔をしていると思うんです。

あなたの言葉はあなたの心を左右します。あなたの心はいつもあなたの口から飛び出す言葉を最初に受け止めています。

あなたのネガティブな発言を聞いたあなたの脳は、途端に機嫌が悪くなります。

不快であったりつらい気持ちを言葉にした途端、あなたの脳内を駆け巡って、真っ黒な墨汁を撒き散らしていく様子をイメージしてください。

あなたの言葉は、あなたのマインドはもちろん、行動にも悪影響を与えるんです。

逆に言うと、言葉で脳内をハッピーでカラフルなインクで満たすといいんです。

あなたを楽しい気持ちにさせるのはあなたの言葉。つらいことがあって脈拍が上がってしまったときでも、気持ちを落ち着かせるためのルーティンにもなるでしょう。

自分が心地よく感じる言葉は常に胸にしまっておいて、もしもつらいことがあったり、ストレスを感じたらすぐに取り出せるようにしておきましょう。

私は仕事で嫌なことがあったら、「ゆるゆる」と口に出します。そ

1

うすると、嫌な気持ちが不思議とどこかに消えてしまっているんですね。

自分には魔法の言葉がある。

そう思っているだけでリラックスできるはず。少しでも緊張を感じたら、おまじないを唱えながら大きく深呼吸しましょう。

人は力を抜いて座っているときや全力でリラックスしているときには、緊張することができません。

あなたの体の中がゆるゆるっとしてきたら、あなたの心が安らいでいる証なのです。

2 POINT

自分は自分

2

あなたは誰かの期待にこたえなくたっていい

この世の中には立派な人がたくさんいます。世のため人のため、自分を犠牲にして頑張っている人がいます。

世界を救うような大発見をする人は一握りだとしても、街を歩いている人たちの誰もが、誰かのために頑張って生きているはずです。

スーツ姿のサラリーマンは家族のために働き、白衣を着た医師は病気を治すために日々奮闘している。

それらはある意味真実であり、幻想かもしれません。

私たちはその人の立場や役割で人を理解しようとします。名刺交換で相手の職業がわかると、こんな人なのかなって想像したりしますよね。警察官なら真面目、デザイナーなら独創的、弁護士なら正義感が強い、などなど。

それと同じように、私たちは自分を含めた所属で、無意識に自分を縛ってしまっているんです。

社会人は頑張っている。学校に休まず行っている人は頑張っている、など勝手に思い込んでしまっているわけです。

でも、全然そんなことはないんです。

それは頑張りの評価なども結局観察者の勝手な思い込みであり、何もあてにならないからです。

朝から起きて、家族のご飯を作って、出勤して、定時まで働いて、子供のお迎えに行って、帰宅してみんなの夕飯を作っているスーパー主夫とも呼ぶべき男性を私は知っていますが、その人は別にそれがつらいとは思ったことがないそうなんですね。

彼はもともと早起きの体質で、料理を作るのも大好き、通勤時間は好きな漫画がゆっくり読めるから楽しみで、職場は和気あいあいと楽しく、子供のお迎えに行くと喜んでくれるのがうれしくて、夜は自分が食べたいものを作るから、楽しみで仕方ないそうです。

それと比べて、私なんかは朝は起きれず、仕事に遅刻することもありますし、昼も夜も外食ばかり。

2

でも、ここで彼と私を比べてどちらが偉い、なんて考えること自体に意味はないと思うんです。

私は朝が弱いのに、頑張って起きたことを褒めてほしいし、外食も栄養バランスを考えて店とメニューをリサーチしていることも褒めてほしい。

つまりまぁ、みんな頑張っていると思うんです。

私だってはたから見たら、白衣を着て、それなりにキビキビ動いて、すごくしっかりした人間だと思われているかもしれないんですが、家に帰れば服も着ずにソファからずり落ちたりしています。幻想を投影するのは勝手ですが、あなたは誰かの期待にこたえなくたっていいんです。

テレビで理想の夫婦が離婚したり、すごくしっかりしてそうな人がつかまったり。隣の芝は青く見えるけど、よく見てみると意外と大したことないんだよという話です。

3 POINT

あえて、みんなと違う選択をする

3

二次会は断ってみる

医学部時代は、小人数で同じ時間を過ごすためすごく同調を求められることが多かったのですが、私はみんなとペースを合わせて生活をするのが苦手だったので、いつも少しだけ距離を置いていました。

医師にとって大事なのはチームワークという周囲の苦言もありましたが、同調しなくても卒業はできました。

国家試験前は多くの学生が図書館で勉強する中、私は自宅に引きこもって宅配弁当を頼みながら参考書に向かい合っていました。短時間に集中することで、かなり省エネな勉強時間で受かったと思っています。

私は大学入試センター試験でも、学校で習う日本史や世界史ではなく、授業になかった倫理を独学で勉強して受験しました。最初から違う方向を攻めたおかげで、ライバルの少ないブルーオーシャンで力を抜いた状態で戦うことができたように思います。

なので私はいまだにイギリスの位置や徳川家康以外の歴史上の人物のことなどは全然わかりませんし、日本三景が何かも知りません。

でもそれを恥ずかしいと思ったことはないですし、むしろそんなことも知らずに医者にまでなれたことを誇っています。だってそんなのグーグルに聞いたらいいんだから。いらないことを省いて一番省エネで医者になれるならそれほどすごいことはないですよね。

昔は学校に行き、会社に就職するのが普通でした。それが当然だったから、その道を外れた人は社会から少し変わった目で見られていました。

昔から群れから外れる人が増えると、必ず不安になり同調を叫ぶ人が出てきます。群れから外れた人を叩いてつぶして自分の立場の保全と、心の安定をはかります。

でも、そんな人たちに追従する必要はないんです。

時代は変わりました。現在ではユーチューバーになっても、eスポーツの選手になってもいい時代です。親世代が眉をひそめたとしても、過去の慣習をなぞらなくてもいいわけです。

もし他人と競うのが面倒になったら、レースを中断したり、違う競技に移ればいいんです。一気にどうでもよくなるはず。

いい車に乗っている先生が多い病院で働いていたときは、無意識のうちに自分もいい車に乗っていたんですが、今の大学病院に移って、車を移動手段と思うようになってからはまったく気にならなくなりました。それよりも汚れてもいい車だったり、そういう使いやすさの方が大事だと思えるようになりました。

周囲に合わせる方が楽だと言う人も、いずれその環境に息苦しくなるときが来ます。そんなときは、その集団からそっと離れたらいいのではないでしょうか。たとえば不要な飲み会、少なくとも2次会は断ってみる、とか。ひとり、二次会に来なくてもそのときはみんな残念がるかもしれませんが、数日したら忘れます。そこでのことが自分の人生にどれほど有益なのか。

一度距離を取ると、客観的に見ることができるかもしれません。

4 POINT

多くは求めない

4

現状維持は偉いしすごい！

人は多くを求めてしまう生き物です。今でも十分幸せなのに、気がついたらその幸せに慣れてしまって、その上を目指す。

そうやって人類は進歩してきたわけですから、もちろんその飽くなき向上心は素晴らしいことなのですが、やっぱり上ばかり見ていると疲れてしまいますよね。なぜなら上には上がいてキリがないから。

私は多くを求めることが、自分を苦しめていると気付いてからは、欲張ることをやめました。

「現状維持では衰退する」というフレーズをよく聞きます。行動経済学にもとづく理論だそうで、ウォルト・ディズニーなども同じようなことを言っていたようです。

現状を維持していると、世間は進化していくから自身がそのままだと置いていかれるんですね。

でも、盛者必衰のこの世の中、現状維持をしてるのってめっちゃ偉いし、すごいし、もっと褒めてあげてもいいと思うんです。

自分は動いてないけど、周りが進んでいくから、まるで自分が後退しているように見えてしまうのでしょう。だけど、停滞しているだけで十分偉い。流れるプールの中で同じ位置をキープするだけですごいのと同じです。

そんなわけで、世間の進化に合わせて自身も同じ程度に保って維持できれば十分だと思うわけです。

毎日の暮らしや今のあなたに満足することが大事なんですね。なぜかというと、多くを求め過ぎて、前に進もう進もうとし過ぎると、心が苦しくなるからです。

幸せにならないと、と思い過ぎると、その結果があなたは苦しくなります。食べ放題に行ったんだから元を取らないと、と思う感覚に似ています。

楽しいことをしているはずなのに、どんどん息苦しくなっていく。食べ過ぎて苦しくなる。

あなたはもしかすると、食べ放題に行かなかった方が幸せだったんじゃないでしょうか。まだまだ食べられるけど、好きなものだけ食べられてよかったなと思えばいいんですよね。

4

日本はとても裕福な国であることは間違いないのですが、あれもこれも、という貧乏性な気持ちが蔓延している気がします。どうせならもっといい思いをしたいという気持ちがどこかにあるんですよね。

たまの休日だからって無理に外に遊びに行ったり、友人と約束をしなくてもいいんです。ＳＮＳに書き込んで「いいね！」をもらうようなことをしなくたっていい。

仕事だってどんどんステップアップを狙わなくたっていい。今の仕事が楽しいなら、そのままでもいい。それを決めるのはあなただから。

明日は丸一日お休みだったら、家に引きこもって漫画を読んでもいいじゃないですか。ニンニク好きなら平日は絶対食べられないニンニクたっぷりのメニューを食べる、という斬新な楽しみ方をしてもいい。

上を、多くを求めなくていいんです。今を受け入れ、手にしているものを有効活用していくことが大事だと思うんです。

5 POINT

なりたい自分を書き出す

5

人生の成功を決めるのはあなた

世の中の多くの人はなりたい自分がいて、素敵な将来像を描いています。

・お金持ちになりたい
・仕事で成功したい
・有名になりたい

もちろん願望は人それぞれですが、少し気になっていることがあります。それは、最終的にどうなったら成功なのかを言えない人がすごく多いんです。目標そのものが、ボヤーっとしている。

将来は田舎でのんびり暮らすという夢を語る人も多いですよね。

でも田舎で暮らすなんて、もしかしたら今でもできるんじゃないでしょうか。というのも、その人の頭の中には60歳まで働いて、定年退職をしたら仕事から離れてのんびり暮らす、という将来図が透けて見えるんです。

でも、そこまで働く必要が果たしてあるんでしょうか。田舎で暮らしたいなら、まずは必死でお金を貯めて、好きなタイミングで田舎に引っ越したらいいのにと思うんです。

世の中には宝くじで10億円が当たったとしても仕事を辞めないという人がいるそうです。

その理由は、「働いていないと不安だから」。

これまで刷り込まれてきた社会の暗黙のルールを破る難しさを感じます。

価値観の話に戻りますが、この正解はあなたの中にあるはずです。

自分の中の成功はどこにあるのか。テストだったら前回よりいい点を取る。仕事だったら、できるだけ清潔で日当たりがいい部屋にひとり暮らしができて、たまに外食と、実家に仕送りできるくらいの給料を稼ぐ。

成功の基準は自分の中にあるはずなんですね。でも人は、他人が決めたり、誰かに与えられた価値観を絶対だと信じてしまう。誰か

5

が決めた「成功」というものに従おうとしてしまう。

知り合いの女性は32歳で結婚しましたが、それまでは「そろそろ結婚を」といった圧力を親戚からやたらかけられていました。

それは30歳までには結婚をするという田舎ならではの暗黙のルールがあったから。もういい年だからとみんなから結婚をすすめられ、結婚が決まったときにはようやく決まったという反応をされたそうです。余計なお世話ですよね。

結婚なんてしなくてもいいし、80歳でしてもいい。人生の成功はあなたが決めるんです。

6 POINT

自分の好きを大事にする

6

「普通の人」という幻想

私たちは自分のことをセルフジャッジしようとします。おそらく自分のことはなんでもわかっているという気持ちがどこかにあるんでしょう。私はこんな人間だというイメージがきっとあるんだと思います。

たとえば、私のところに診察に来る患者さん自身も、そのご家族も、診断に来る前から、何かを決めつけてしまっていることが多いのがとても気になります。

「眠れないし、食べられないからうつ病じゃないか」という悩みを持っている方には、まずその原因や理由を聞くことにしています。

たとえばすごく大切な人と死別したとき、眠れなくなり食べられなくなる、それは人として当然です。

そういった人としての当然の感情をなんでも「病気」とカテゴライズして診断してしまわないようにすることが精神科医として大事なんです。

また、皆さんの心を苦しめている「普通の人」という幻想があります。この世に「普通の人」という生き物は存在しません。他人が「普通の行動をしろ」と言ったり、あなた自身が「普通の生活を送りたい」「普通の恋愛がしたい」と思うとき、その「普通」はそれぞれが勝手に想像で作り上げた幻なのです。

あなたは自分自身で作り出した幻想に囚われる必要はまったくないのです。

どんなおいしいものでも、苦手だという人はいます。納豆のおいしさをわからない人に、無理やり食べさせても食材がもったいないですし、余計に嫌いになってしまうかも。

だからってあなたの中で納豆の価値は変わりませんよね。誰かが嫌いだからあなたも嫌いになったりしますか？

つまり、あなたは周囲の全員に好かれる必要はないし、良さをわからない人に無理に気に入られる必要もありません。好きになってくれる人を大切にしたいですよね。

趣味やストレス解消だって同じです。心を休めるにはどんなことがいいの？　ってよく聞かれるけど、結局自分がやってスッキリする

6

ものが一番良いと思います。あとは質の高い睡眠をとること。

他人に「これが良い」と言われて、すぐに取り入れる人がいますが、それ自体は悪いことではないと思うので、その中で自分にしっくりきたものだけを、自分のルーティンに取り入れるのがいいのではないでしょうか。

どこどこの学者が言っていた、テレビで有名な人が言っていたって、若い精神科医（私のことです）が言ってることだって、人によって受け取り方や感じ方は違うのですから、エビデンスうんぬんより、「誰がなんと言おうがこれが好き」を続けるのがいいのではないでしょうか。ただし、うさんくさい学者が推奨するものはおすすめできませんが。

好きなことだけ考えてゆるく生きましょう。

7 POINT

デジタルデトックスの時間を作る

7

普段は見聞きしないことに目と耳を傾ける

私はSNSではツイッターをメインにやっていますが、かなり多くの人が、自分が見たい情報「だけ」を取り入れようとしているんだなと感じています。

文章に書かれている情報を過不足なく受け取れる人はかなり少なくて、気がついたら読んでいる方の都合のいいように解釈されて、私の意図するところとはかけ離れた理論の後ろ盾となるソースとして扱われていることもありました。最初にそのことに気がついたときはびっくりしました。

そういう人たちは、自分にとって都合のいい情報をひとつ手に入れると、そこからまた別にある都合のいい情報のみの空間に誘導されていきます。というよりも、自ら心地いい空間にふらふらと吸い込まれていくイメージでしょうか。

その結果どうなるかと言えば、間違った認識が、どんどん確証に変わっていきます。陰謀論などの確証バイアスでも有名ですが、自分に都合のいい記事やツイートばかりを目にすることで、自分の理論を補強していくんですね。

ＳＮＳから少し距離を置いて、自分が普段手に取らない、あるいは見聞きしないメディアに目と耳を傾けてみるのはいいことだと思います。

私のおすすめはラジオです。何かをしながらでも聴取することができるし、時事問題から音楽まで幅広く提供してくれるわけですから、ある意味最高のエンタメといってもいいと思うんです。

そして大事なのは偏った意見だけを流さないということ。時には自分が聞きたくない情報が耳に入ってくるかもしれませんが、そういう人もいるんだなという多様性を感じる機会にもなると思うんです。

ＳＮＳは距離を取るのが難しいという方は時間を決めたりしてもいいですね。私は１日にするツイートは１件程度。見る時間は長くても30分以内と決めています。

7

というのも、ＳＮＳには他人を傷つけることを屁とも思わない人がたくさんいるからです。

体の傷は見えるけど心の傷は見えない。他人を殴ったらすぐに捕まるけど、ネット上で暴言を吐いて傷つけてもなかなか捕まらないのが、まだ心の傷が軽んじられている証拠。もっと厳しくしていいと思います。

触れるものみな傷つけずにはいられない人は、世の中にある一定数います。他人を攻撃する人は失うものがないか、衝動制御能力がない人。

関わったり、戦ってもあなたには損しかありません。だったら関わらないのが一番。自分が幸せなときに他人を批判しようなんて気は起きないですよね。きっと人間として成長途中なんだろうな、と生暖かい目で見てあげましょう。

8 POINT

欲望に正直になる

8

世界中のみんなに褒めてもらうのは無理

私は欲望を我慢しないようにしています。自分がしたいことをするために人生を生きています。

欲望を我慢するのは誰にとっても一種のストレスです。だから、できる限り我慢をしない人生を送れたらそれに勝る幸せはないわけです。

もちろん、他者に迷惑をかけること、自身の健康を損なうことなどは当然制限する必要があります。しかし、そうでないなら、思うがまま、自由にしていいと私は思います。

私は寝るときは服を着ません。あるとき、服を着ないで寝た方が心地よいと知ってしまったからです。それ以来、お風呂に入った後は簡単なものを身につけますが、いざ寝ようと思うと、すべての服を脱ぎ去ります。

小さい頃から親にきちんとしつけられ、服を着て当たり前に育ってきた私が、寝るときは着ない方がいいことに気付き、欲望に忠実に従った結果です。

以前、お付き合いしていた女性に唖然とされたことはありましたが、こんなことで快適に寝られるなら、我慢する必要なんてないですよね。

本来他者に褒められることをあまり望む必要はないと思います。極論から言えば、他者の評価なんていうのはその人にとって都合がいいかどうかだけで変わるからです。

「いい人ですね」「美人ですね」というのはその人にとって高評価であるだけで、他人の物差しで測られて喜ぶ必要もないわけです。もちろんその逆も然り、見下されたからといって気にすることもありません。

たとえば、私は病院に勤める雇われ医師ですが、患者さんにとって良い治療をすることと病院から評価されることは必ずしも一致しないんですね。

経営というのはきれいごとだけでは成り立ちませんから、病院は売り上げなどを含めて医師を評価するわけなので、もしかすると売り上げを意識している医師を評価している可能性もあります。

幸い私の医局はそんな話は一切されたことがなく、私たちは売り上げや病院自体からの評価を一ミリも気にしないで働くことができています。つまり、患者さんのための医療を最優先できます。でも、病院の方針が経営最優先だったらと考えると、ぞっとするわけです。医師は患者さんではなく、病院を向いて仕事をすることになるからです。

このように、他者から褒めてもらうことが、自身、あるいは誰かの役に立つかというとそうでもなく、結局、世界中のみんなに褒めてもらうことは無理なんですね。

9

POINT

失敗する自分をシミュレートする

9

自分を飼いならす

練習でできないことは本番でもできません。でも、私たちは毎日新しいことに挑戦しているわけで、それは失敗しても仕方ないと思うわけですが、なぜか失敗した記憶は強く心に残るため、あなたの行動を萎縮させてしまうことがあります。

今やテレビでそれなりに堂々と話したりしていますが、私はもともとすごくあがり症で、小学校の音楽の授業でみんなの前でリコーダーを吹くときは、震えて音が出ませんでした。大学の授業中の発表ですら手がぶるぶる震えてしまうほどでした。

でも、私がリコーダーのプロ並みの演奏ができてコンテストに出るほどの腕前だったら、クラスメイトの前でやるくらいは余裕だったことでしょう。

大学の発表も何を質問されても答えられるくらいに下準備をしておけばきっと余裕だったでしょう。不安だったのは実力不足と、それに対するシミュレーションが少なかったからです。

最近テレビに出るときなどはかなり細かく準備して、出演者の人たちを思い浮かべながら本番直前にセリフをその通り言ってみたりします。それを繰り返しているとだんだん飽きてきて、もうこの光景見たことあるわ、ってなるわけです。そこで初めて余裕が生まれます。

パニック障害の方に有効な暴露（エクスポージャー）療法は、不安に少しずつ慣らしていきます（たとえば電車に乗れなかったのをまずは家族と乗ってみる、できたら家族と離れた車両に乗って、次はひとりで乗ってみる）。

不安の発生要因は「刺激」ですが、慢性化や悪化の要因として「回避」することが深く関わっています。だから、それをだんだん慣らしていくんです。さしずめ私の場合はセルフエクスポージャーという感じでしょうか。

失敗は成功のもとといいますが、近年はポジティブがはやり過ぎているので、失敗も無駄じゃないとか、そんな無理やりポジティブに捉える風潮があります。でも、不安が強い人は最初の失敗ができないわけです。

失敗を恐れるなといいますが、怖いものは怖い。失敗は自分のた

9

めになるというけど、そもそも失敗したくない。

失敗したくないのなら、失敗をしないための準備はしてみましょう。会社を辞めて独立したいのなら、辞めても問題ない実力と経済力を持てばいいんです。いつになったら踏ん切りがつくかがわからないというなら、何度も頭でシミュレーションを重ねて、もういい加減飽きたよ、というあたりを決めどきにしたらどうでしょう。


「ファーストペンギン」とは、危険な海へ魚を求めて最初に飛び込むペンギンのこと。こういうタイプを世の中はもてはやしますが、世の中はファーストペンギンだけではないですよね。

あなたが飛び込む先にはきっとみんなが待っていて、おいでおいでと言っている。でも、飛び込むタイミングはあなたしか決められません。誰かが都合よくあなたの背中を押してくれるとは限りません。

高いところから飛び込むには恐怖心を取り除くこと。少しずつ、自分を失敗しないところまで慣らしていくことが大事なのです。

10 POINT

1日1日をただ生きる

10

「運ゲー」な人生を受け入れる

死ぬ気になったらなんでもできると言う人がいますが、そもそも死にそうな目に遭うのはごめんですし、万が一にでも事故で死んでしまったらそれこそ目も当てられません。

人間は放っておけば勝手に死ぬ可能性があるからこそ、長生きした方がいいとは思っています。きっと私たちは明日死にません。でも、自分は明日死ぬかもしれない、と思って人生を過ごすのは悪いことではありません。

私は医師になって研修医で救急の当直をしていたときに、人はいつ倒れるかわからないと気付きました。昨日まで元気だった人が動けなくなる。今までの生活があっという間に失われる姿を見てきました。

私はそれ以来、いつ搬送されても恥ずかしくないようにボロボロじゃないパンツをはいて過ごすことにしようと決意しました。でも、のど元過ぎれば忘れるもので、もう穴が開きそうなボロボロのパンツをはいてしまっています。

結局、常に死を意識しているはずの医師でさえそんな程度であるわけで、人間は遠くの理想をいくら語っても、結局は目の前のことにしか向き合えない一面があります。

どうせ自分は死ぬけど、それまではうまく生を楽しもう、そんなふうに生と死のはざまを白黒はっきりつけずにふわふわ生きていくのが、いいかもしれません。

うまく言えないのですが、個人的には、「死にたい」と「生きたい」はわかりやすい対極にあるわけではなくて、割と行き来しやすい場所にあると思っています。死にたいと言ってた人が、いざとなったら生にしがみつくのも決して嘘ではないのだと思うんです。

人生は残念ながら運ゲーなところがあって、努力が必ずしも結果に結びつきません。新生活でいろんな目標を立てさせられますが、実はそれらはそんなに重要ではありません。

目標がかなわなかったら次の目標を立てればいい。なぜなら、明日あなたは死なないからです。でもいずれ死ぬ。一番大切なのは何より1日1日をただ生きること。毎日を楽しく生きること。

死ぬから生きる。なんとも逆説的ですが、楽しい毎日を過ごす先に答えがあるのかなと思っています。

すこやかな

明日から自分に優しくなれる
睡眠習慣10

1 睡眠時間にこだわらない

睡眠時間や睡眠パターンは、個人によって異なりますし、年齢によっても大きく変わります。年をとれば、若い頃と比べて必要な睡眠時間が短くなるのはご存じの通り。適切な睡眠時間とは、日中しっかり目覚めて気持ちよく過ごせているかをひとつの目安にしてください。しっかり眠りたいからと、ベッドで過ごす時間を必要以上に長くしても、かえって睡眠が浅くなり、夜中に目覚めやすくなり、熟睡したという感覚は得られません。

2 寝る前のコーヒー・タバコを避ける

ニコチンとカフェインには覚醒作用があります。就寝前3～4時間以内にカフェインをとると、入眠を妨げ睡眠を浅くする可能性があります。カフェインには利尿作用もあり、夜中にトイレで目覚める原因にもなります。カフェインはコーヒー、紅茶だけでなく、最近流行のハイカカオチョコレートにも多く含まれているので注意が必要ですね。喫煙も睡眠の質を下げるだけでなく、睡眠時無呼吸のリスクを増加させるなど、二次的に睡眠を妨げる可能性があります。

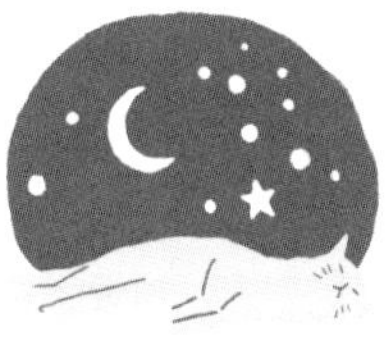

3 就寝時間にこだわり過ぎない

日没や日の出の時間は季節により変化します。季節によって活発に活動する時間帯も異なるとしたら、毎日同じ時刻に寝ることが当然とは限りません。不眠を経験したことがある人は、しっかり眠ろうと早めに寝床に入ってしまい、かえって寝つきが悪くなったことがあるのでは？　眠くなったらベッドに行くくらいのアバウトさがいいですね。眠たくないのに無理に眠ろうとするのは逆効果で、かえって緊張を高めて寝つけなくなります。

4 毎日同じ時間に起きる

同じ時間に早起きすることは、結果的に早寝につながります。休日の朝、ベッドでゴロゴロするのは気持ちいいもの。休日の起床時刻が2〜3時間遅くなるのは世界共通の現象です。これは疲れをとるという目的にはかないますが、反面、体内時計のリズムが乱れます。月曜日の朝がつらいという人は、休日の朝の過ごし方を見直してください。特に、長期休暇のあともこの傾向が強くなりますので、意識して早起きするのがベターです。

5 光を取り入れる

睡眠に大きな影響力を持つ体内時計は、太陽の光を手がかりにして時間を刻んでいます。朝、日光を浴びることで、時計はリセットされ新しく時を刻み始めます。適切なリセットを行わないと、入眠時間が遅くなります。結果として夜更かしが続き、睡眠の質を招くことも。寝る前にスマホをいじるなんて、もってのほか。目と脳を刺激して寝つきづらくなりますので、就寝1時間前からはスマホに触れないようにしましょう。

6 規則正しい食事と運動

朝食をとることで、心と体が目覚めます。決まった時間に食事をとり、元気に一日を始めることが大切です。適度な運動も入眠を促進し、中途覚醒を減らします。つまり熟睡しやすくなります。規則正しい食事との生活習慣によって、睡眠と覚醒のリズムを作ることができます。一方で、就寝直前の激しい運動や暴飲暴食は入眠を妨げます。運動は睡眠の3時間前までに終わらせるといいでしょう。

7 昼寝は15時までに軽く

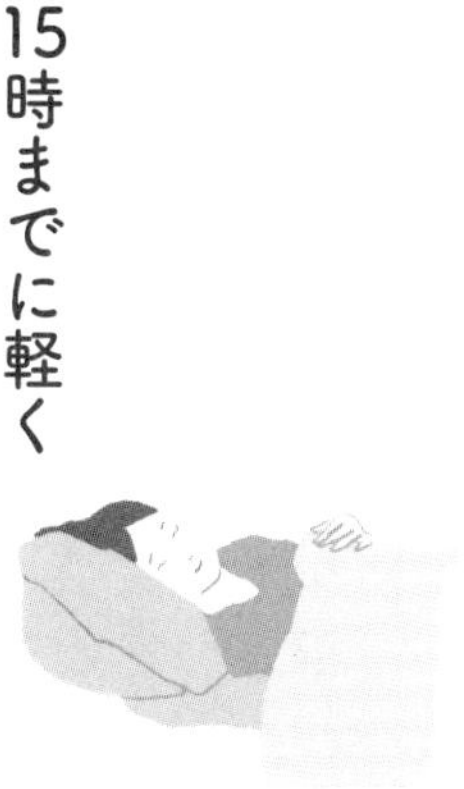

毎日十分な睡眠をとることを大前提とした上で、仕事や友達との付き合いで夜遅くなり、あなたにとって十分な睡眠時間を確保できないこともあります。昼食後に眠くなるのは一般的な現象ですが、昼寝をするなら、午後の早い時間帯、遅くとも15時までに30分以内の短い昼寝を心がけましょう。30分以上だったり、遅い時間帯の昼寝は、夜の睡眠に影響を及ぼすのでNGです。トイレに座って目を瞑るだけでもいいでしょう。

8 眠りが浅いときこそ短時間睡眠

成人に必要な睡眠時間は6～8時間程度と言

われています。必要以上に長く寝ようとすると、熟眠感が減る恐れがあります。よく眠れないからと、寝床に長く入って過ごすのも同じことです。眠くなったら寝るのが一番ということで、眠れない不安があったとしても、無理して早寝はせず、そのぶん早起きして、睡眠時間を整えていくことが大事です。

9 寝酒は飲まない

お酒を飲むと眠くなりますが、その効果はあくまで短期的であり、「気絶」に近いものだと考えてください。日頃から寝酒を飲む習慣がある人は要注意。やがて量が増えていき、夜中の中途覚醒が増え、睡眠が浅くなります。その結果、熟睡感が得られなくなり、すっきりと目覚めることが難しくなります。多量の酒を飲むことで睡眠時間が減少することも研究でわかっていて、長期的な視点からも飲酒が睡眠の質を下げると言えます。

10 睡眠薬は医師の指示で正しく服用

不眠は心と体のSOSである可能性があります。まずは医師の診療を受けることをおすすめします。薬を処方された場合は、用法や用量を守ること。飲む量を減らす場合や、飲むことをやめる場合も、医師に相談してください。服薬量を急に減らすことで、睡眠が不安定となり、不眠の悪化につながることも。睡眠薬を過度に信頼することもやめましょう。体が眠りに向かう状態になっていない時間帯に服薬しても、余計に症状が悪化するリスクがあります。

おわりに

私たちは生まれた瞬間から死に向かう電車に乗っています。ありがたいことに人生を頑張っていなかったから死なせてあげないなんてことはなく、嫌でも全員灰になれます。

自身の死と向き合うことは当然非常に恐ろしいことですが、考え方によってはその存在を逆に利用してみることもできるのではないでしょうか。

「この盃を受けてくれ、どうぞなみなみ注がしておくれ、花に嵐のたとえもあるぞ、さよならだけが人生だ」とは漢詩の『勧酒』の名訳ですが、どれだけきれいに咲き誇った花も、嵐で散ってしまう。しかしその別れがあることを知っているからこそ、今を大切に生きられるわけです。

どうせゴールは勝手に決まっているのだから、そんなに肩肘を張って頑張り過ぎず、「いい加減」にその道中を楽しもう、という考えとその方法を本書には詰め込みました。当然、私も全てができているわけではないですし、みなさんがすぐにできるとは思いません。なによりできる「べき」なんて考えは邪魔なだけ。学んだことを実践するかは自分で好きにしていいのです。

あなたはこの後書きをいつ読んでいるでしょうか。すべての内容を一通り読みここにたどり着いた人、途中で飽きてきてパラパラとめくっていてたまたま目に止まった人、もしかしたら一番最初に後書きを読む人もいるかもしれません。

なんとなく後書きは最後に読まないといけないもの、なんて固定概念にとらわれていた人はまだもしかしたら見えない鎖に縛り付けられているのかもしれません。いかに私たちが様々な「常識」「普通」という誰かの基準に囚われ、不自由になってしまっているのか、先に本文を読んだ方はもうご存知ですよね。

この本はあなたが不自由さを感じたときに、そこから解き放たれるためのひとつのキーとして、引っ張り出して使ってもらいたいと思っています。最初はお守りのように身近に置いてしんどい事があるたびに読み返してみてください。

繰り返しているうちに縛られない考え方が癖づいてくるかと思います。そうなってくればこっちのもの。自身をしばっていた鎖はいつの間にかおしゃれなアクセサリーくらいの存在になっているかもしれません。あなたが繋がれていた鎖を楽しくブンブン振り回せるようになることを願っています。

自分を幸せにする「いい加減」の処方せん

著者　藤野智哉

2021年9月10日　初版発行

藤野智哉（ふじの ともや）
1991年7月8日生まれ。３歳、４歳、５歳の時に川崎病にかかり、４歳のときの川崎病の後遺症で冠動脈障害が残る。学生時代から激しい運動を制限されるなか、医者の道を志す。秋田大学医学部卒業。現在は愛知医科大学病院精神神経科勤務の傍ら医療刑務所の医師や看護学校の非常勤講師なども兼務。日本精神神経学会、日本マインドフルネス学会に所属。『世界一受けたい授業』『マツコ会議』（日本テレビ）、『バイキング』（フジテレビ）に出演。著書に『あきらめると、うまくいく』『コロナうつはぷかぷか思考でゆるゆる鎮める』（小社刊）がある。

装丁　森田直／佐藤桜弥子（FROG KING STUDIO）
構成　キンマサタカ（パンダ舎）
イラスト　紙野夏紀
校正　東京出版サービスセンター
協力　株式会社プログレス
編集　小島一平（ワニブックス）

発行者　横内正昭
編集人　岩尾雅彦
発行所　株式会社ワニブックス
〒150-8482
東京都渋谷区恵比寿4-4-9えびす大黒ビル
電話　03-5449-2711（代表）
03-5449-2716（編集部）
ワニブックスHP　http://www.wani.co.jp/
WANI BOOKOUT　http://www.wanibookout.com/
WANI BOOKS NewsCrunch　https://wanibooks-newscrunch.com
印刷所　株式会社光邦
ＤＴＰ　有限会社 Sun Creative
製本所　ナショナル製本

ISBN 978-4-8470-7072-3